Improving Survival from Out-of-Hospital
Cardiac Arrest—Acting on the Call

全球复苏联盟倡议
提高院外心脏骤停复苏成功率

全球复苏联盟（Global Resuscitation Alliance） 著

蔡文伟 李恒杰 译

U0221352

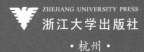

ZHEJIANG UNIVERSITY PRESS
浙江大学出版社
·杭州·

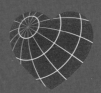

Global
Resuscitation
Alliance

图书在版编目（CIP）数据

全球复苏联盟倡议：提高院外心脏骤停复苏成功率 /
全球复苏联盟著；蔡文伟，李恒杰译. — 杭州：浙江
大学出版社，2023.9
书名原文：Improving Survival from Out-of-Hospital Cardiac
Arrest—Acting on the Call
ISBN 978-7-308-23856-4

Ⅰ.①全… Ⅱ.①全… ②蔡… ③李… Ⅲ.①心脏骤
停－复苏－急救 Ⅳ.①R459.7

中国国家版本馆 CIP 数据核字（2023）第 095648 号

浙江省版权局著作权合同登记图字：11—2023—248 号

全球复苏联盟倡议：提高院外心脏骤停复苏成功率

全球复苏联盟（Global Resuscitation Alliance） 著
蔡文伟 李恒杰 译

策划编辑	张 鸽（zgzup@zju.edu.cn）	责任编辑	张 鸽 金 蕾	
责任校对	季 峥	封面设计	续设计—黄晓意	
出版发行	浙江大学出版社			
	（杭州市天目山路148号 邮政编码310007）			
	（网址：http://wwwzjupresscom）			
排 版	杭州晨特广告有限公司			
印 刷	浙江省邮电印刷股份有限公司			
开 本	787mm×1092mm 1/16			
印 张	8.5	字 数	125千	
版 印 次	2023年9月第1版 2023年9月第1次印刷			
书 号	ISBN 978-7-308-23856-4			
定 价	98.00元			

Improving Survival from Out-of-Hospital Cardiac Arrest

Acting on the Call

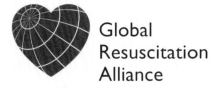

Global
Resuscitation
Alliance

译者简介

蔡文伟

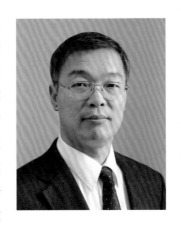

主任医师,医学博士,硕士生导师。现任浙江省人民医院急诊医学科主任,杭州医学院急诊医学教研室主任,浙江省急救指挥中心副主任,浙江省高技能人才创新工作室(数字化急救创新工作室)领衔人,浙江省五一劳动奖章获得者。兼任中华医学会急诊医学分会委员,中华医学会灾难医学分会委员,浙江省医学会院前急救分会主任委员,浙江省医院协会急诊急救管理专委会主任委员,浙江省医学会急诊医学分会副主任委员,《中华急诊医学杂志》编委。

李恒杰

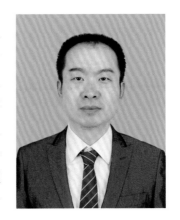

副主任医师,医学博士,浙江省人民医院急诊医学科主任助理。主要研究方向为心肺脑复苏、复苏后脏器功能保护。以第一作者和通讯作者发表心肺脑复苏方向的研究论文10余篇,对心脏骤停患者的抢救、复苏后管理以及社区心肺复苏培训有丰富的经验。

译者前言

全球每年有数百万人发生院外心脏骤停（out-of-hospital cardiac arrest, OHCA），患者往往在毫无征兆的情况下突然发病，如不立即抢救，预后极差，是临床上最危急的急症之一。院外心脏骤停患者的生存率取决于当地院前急救体系的效率和质量：在具备最优秀院前急救体系的地区，院外心脏骤停患者生存率高达 26%；而在最差的地区，院外心脏骤停患者生存率低于 1%。考虑到各地区之间院外心脏骤停患者生存率的巨大差距，在第一次乌斯坦因会议 25 年后，全球急救复苏界的专家们再次聚会于乌斯坦因修道院，发起成立了全球复苏联盟，并发出全球复苏联盟倡议，推广提高地区院外心脏骤停复苏成功率的 10 个步骤和 10 项行动。全球多个地区采纳全球复苏联盟倡议后，当地急救效率和院外心脏骤停患者生存率都得到了显著提高。

目前，我国院外心脏骤停患者生存率仍处于较低水平，院前急救体系不完善是重要原因之一。许多地区希望改善这种情况，提高院外心脏骤停患者生存率，但如何系统地规划和实施仍然是一个难题。因此，我们与全球复苏联盟进行反复沟通，终于获得了全球复苏联盟的授权，在中国翻译并出版本书。

本书介绍了提高院外心脏骤停患者生存率的 10 个步骤，例如建立地区院外心脏骤停注册登记制度、开展电话指导下的心肺复苏、公众强制性心肺复苏培训、第一响应人 AED 培训、智能信息技术增加 AED 除颤率、通过高质量心肺复苏提高抢救成功率以及通过快速调度缩短急救反应时间等。本书还介绍了 10 项行动，例如组建团队、设定目标、获得支持等，以辅助贯彻10个步骤的实施。此外，本书还提供了大量实例，介绍各地区在提高院外心脏骤停患者生存率方面的成功经验，使读者对全球复苏联盟倡议的可行性和可操作性有更深入的了解。

由于各地区的环境、经济和文化存在差异，所以可能并不是每个步骤和每项行动都是当地最有效的策略，各位读者可以根据本地实际情况进行调整。同时，由于译者水平有限，本书部分内容可能与原文含义略有不同，如有任何意见或建议请不吝指出。

最后，我们特别感谢全球复苏联盟和挪度公司授予版权，使我们得以出版本书。

译者

为了在各个地区推广最佳的心肺复苏（cardiology-pulmonary resuscitation，CPR）实践，2015年6月6—7日在挪威斯塔万格附近的乌斯坦因修道院举行了一次会议，首次提出成立全球复苏联盟（Global Resuscitation Alliance，GRA）的想法。

与会者一致支持成立全球复苏联盟，并发表了呼吁成立全球复苏联盟的报告，旨在提高院外心脏骤停患者生存率。全球复苏联盟在该次会议上正式成立并开展工作，制定了提高院外心脏骤停患者生存率的具体行动方案。两年后，即2017年5月20—21日在哥本哈根举行的EMS2017会议上，全球复苏联盟更新了2016年行动方案。

2016年行动方案的题目为"A Call to Establish a Global Resuscitation Alliance"，2018年新的行动方案题目改为"Acting on the Call"，以反映全球积极参与提高院外心脏骤停患者生存率的行动。

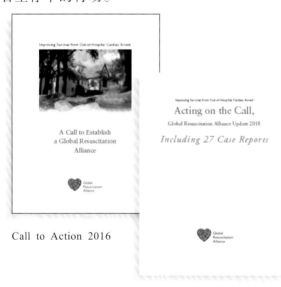

Call to Action 2016

Acting on the Call 2018

全球复苏联盟的目标是，到2020年全球心脏骤停生存率在2015年的基础上提高50%。

本行动方案呼吁积极采取行动提高院外心脏骤停患者生存率。有两个事实值得关注：①一般地区和国家的院外心脏骤停患者生存率很低，通常是个位数；②心肺复苏实施优秀的地区与较差地区的生存率差异达15倍之高。一个院外心脏骤停患者能否生存取决于他所居住的地区,这是不可接受的现实。我们知道,如果对室颤引起的院外心脏骤停患者采取最好的复苏策略,则患者生存率可高于50%。全球复苏联盟呼吁所有地区实施最佳复苏策略,为每位院外心脏骤停患者提供更大的生存机会。

本行动方案将定期更新以反映不断发展的最佳实践和有关成功实施复苏策略的新知识。

作者:

Mickey Eisenberg,主任,紧急医疗服务系统(急救中心)医疗质量改进部,美国金县

Freddy K.Lippert,首席执行主任,紧急医疗服务系统(急救中心),丹麦哥本哈根

Maaret Castren,主任,急诊医学与服务部,赫尔辛基大学医院,芬兰

Fionna Moore,首席执行官,伦敦救护车服务局(急救中心),英国

Marcus Ong,医疗主任,急救中心,新加坡

Tom Rea,医疗主任,紧急医疗服务系统(急救中心),美国金县

Petter Andreas Steen,名誉教授,奥斯陆大学,挪威

Tony Walker,代理首席执行官,维多利亚救护车服务局(急救中心),澳大利亚

Sang Do Shin,医疗主任,首尔消防局(急救中心),韩国

以下是在乌斯坦因执行会议上的其他参与者:

Alexander Elgin White,高级执行官,急救中心,新加坡

Anders Hede,研究主管,丹麦安全基金会,丹麦

Ann Doll,执行主任,复苏学院,美国

Brian Eigel,高级副总裁,心血管急救会

Conrad A.Bjoershol,安全与模拟研究中心,挪威斯塔万格

David Waters,首席执行官,救护车服务局(急救中心),新西兰

Douglas Chamberlain,顾问,救护车服务局(急救中心),英国苏塞克斯

Eldar Soreide,医疗总监,SAFER 基金会,挪威斯塔万格

Fredrik Folke,研究主管,紧急医疗服务系统(急救中心),丹麦哥本哈根

Grethe Thomas,项目总监,丹麦安全基金会,丹麦

Hideharu Tanaka,董事长,紧急医疗服务系统(急救中心),东京

James Ward,医疗主任,救护车服务局(急救中心),苏格兰

Jan Thorsten Gräsner,医疗主任,急诊医学部,石勒苏益格-荷尔斯泰因大学,德国

Jo Kramer-Johansen,教授,国家紧急医疗服务咨询部,挪威

Helge Myklebust,研究主管,挪度医疗,挪威

Johan Herlitz,院前急救教授,瑞典心肺复苏注册登记处,瑞典

John Freese,医疗主任,纽约消防局(急救中心),美国

John Meiners,执行官,美国心脏协会心血管急救部,美国

Judy O'Sullivan,负责人,英国心脏基金会临床服务部,英国

Matthew Huei-Ming Ma,急诊医学教授,中国台湾大学,中国台湾

Michael Sayre,医疗主任,西雅图消防局(急救中心),美国

Ng Yih Yng,首席医疗官,新加坡民防部,新加坡

Paul Gowens,负责人,苏格兰政府院外心脏骤停项目,英国

Peter Kudenchuk,医疗主任,金县南部医疗,美国

Tore Laerdal,执行董事,挪度基金会,挪威

目　录

10个步骤

成立全球复苏联盟的呼吁
——执行概要

2015 年 6 月 6—7 日，在挪威斯塔万格附近的乌斯坦因修道院，来自世界各地的院前急救负责人、研究人员和专家共 36 人召开会议，讨论如何提高地区心脏骤停患者的生存率，以及如何实现最佳实践和推动有价值项目的实施。自 2008 年以来，我们一直在呼吁成立全球复苏联盟，在国际上推广西雅图复苏学院的理念。通过这样的全球性努力，可以为无数地区实现最佳心肺复苏策略提供帮助。

心脏骤停（cardiac arrest，CA）是最严重的急症，患者生存率低，其结果令人难以接受。据估计，在发达国家每年约 100 万人死于心脏骤停。在采取最好复苏措施的地区，患者生存率可高于 50%；而在相当多的地区，患者生存率仅为个位数。心肺复苏实施优秀地区与较差地区的患者生存率差异达 15 倍之高，这种现状需要改变。我们相信各地区能够做到而且必须做得更好。

根据目前的知识，如果坚持实施最佳复苏方案，各地区可以使心脏骤停患者生存率在现有基础上提高 50%。

全球复苏联盟将对院前急救机构负责人进行培训，并提供管理工具和方法，以提高当地患者的生存率。

本报告中描述的最佳实践方案和行动总结见图 1。

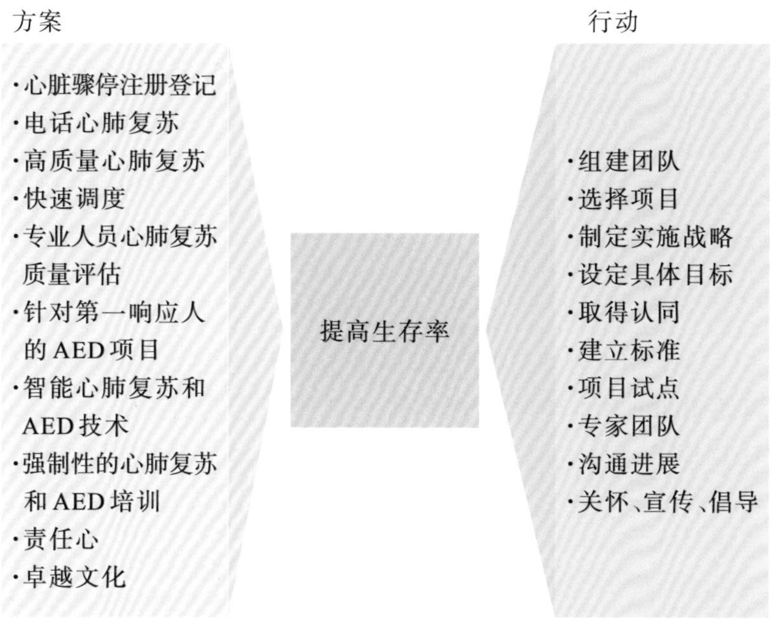

方案 　　　　　　　　　　　　　　　　　行动

- ·心脏骤停注册登记
- ·电话心肺复苏
- ·高质量心肺复苏
- ·快速调度
- ·专业人员心肺复苏质量评估
- ·针对第一响应人的 AED 项目
- ·智能心肺复苏和AED 技术
- ·强制性的心肺复苏和 AED 培训
- ·责任心
- ·卓越文化

提高生存率

- ·组建团队
- ·选择项目
- ·制定实施战略
- ·设定具体目标
- ·取得认同
- ·建立标准
- ·项目试点
- ·专家团队
- ·沟通进展
- ·关怀、宣传、倡导

图1　最佳实践方案和行动

及时的干预措施直接关系到心脏骤停患者的预后,如表1所示。心脏骤停患者的生存率每分钟下降约10%。因此,从发病到实施关键干预措施的时间间隔很大程度上决定了患者生存的可能性。这些措施包括快速调度,电话心肺复苏(telephone cardiopulmonary resuscitation,T-CPR)(我们认为受过培训的市民现场立即实施的心肺复苏等同于电话心肺复苏),院前急救人员及时到达现场,院前急救人员进行心肺复苏和除颤,高质量心肺复苏(high performance cardiopulmonary resuscitation,HP-CPR)和旁观者除颤等。我们用干预措施的实施时间和质量来定义院前急救系统的优、良、差等级。

等级为差的院前急救系统(在患者心脏骤停的10分钟内,没有人进行心肺复苏或者心肺复苏质量不高),没有快速调度、电话心肺复苏或高质量心肺复苏,心脏骤停患者生存率不足10%。

等级为良的院前急救系统也没有快速调度,但有电话心肺复苏(尽管有些延迟)和高质量心肺复苏,患者生存率约为30%。

等级为优的院前急救系统有快速调度、有清楚的电话心肺复苏操作指导和高质量心肺复苏,患者生存率可达50%。

我们相信,未来可以实现在患者心脏骤停发作后的2.5分钟内,由周围普通市民为其进行除颤,这是我们期待的理想状态。这虽然还未实现,但随着科技的发展,以及大众对价廉的体外自动除颤仪(automated external defibrillator, AED)需求的增加,全民除颤将指日可待。在AED广泛应用到各个区域和家庭后,快速除颤的机会将大大增加,心脏骤停患者生存率达到75%将成为现实(表1)。

表1　影响院外心脏骤停患者存活的系统因素

院前急救系统表现	现状			未来
	差	良	优	理想状态
调度响应	2*	2	1	1
救护车出发	3	3	2	2
旁观者/电话心肺复苏	无	4	2.5	2
旁观者除颤	无	无	无	2.5
急救人员到达现场	7	7	6	6
急救人员到达病患位置	8.5	8.5	7.5	7.5
急救人员进行心肺复苏	8.5	8.5	—	—
急救人员高质量心肺复苏	无	无	7.5	根据需要
急救人员除颤	10	10	9	根据需要
室颤/室速生存率	10%	25%	50%	75%

*译者注:数字表示心脏骤停的时间(单位:分钟)。

1990年,在挪威的斯塔万格附近,36名院前急救负责人和研究者聚集在历史悠久的乌斯坦因修道院举行会议(图2)。当时,关于心脏骤停患者生存率的资料很少,记录方式各样,在计算生存率方面也存在很大差异。简而言之,数据量不足,并且数据记录标准不统一。专家们认识到,如果没有统一标准的数据报告格式,心脏骤停的复苏方案就难以取得进展。这次会议对于生存数据如何记录和报告达成了共识,并于1991年同时发表在几个知名的科学期刊上,包括 *Circulation*, *Resuscitation* 和 *Annals of Emergency Medicine*。

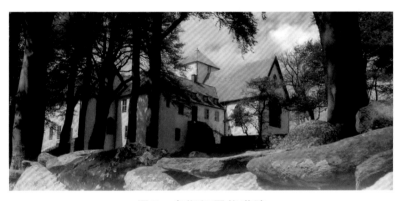

图2　乌斯坦因修道院

这种记录心脏骤停数据的方式被称为乌斯坦因方法、乌斯坦因模板、乌斯坦因标准、乌斯坦因风格,或者就称乌斯坦因。实际上,几乎所有复苏专家都采用了该方法。在复苏领域的各类文献中,原创的乌斯坦因文献仍然是被引用最多的文献。

乌斯坦因会议自1990年第一次召开以来,已发表20个共识文件,并且有25次会议的主题与复苏和复苏研究相关。此后,这些与复苏和复苏研究有关的共识文件,分别在2004年和2014年进行了更新。医学文献中,共有488篇文献在标题或摘要中提到了乌斯坦因方法,约9000篇文献在正文中提到了乌斯坦因方法。

2015年，在第一次乌斯坦因会议召开25年后，36位复苏领域专家再次聚集在乌斯坦因，为了解决另一个问题——如何实施最好的心脏骤停复苏策略及如何推广最佳的经验和方法。

25周年会议召开有以下几个原因。

·已经了解最佳的复苏策略可以显著提高心脏骤停患者的生存率。

·关于高质量心肺复苏和电话心肺复苏的重要性已经有了科学依据。电话心肺复苏也称调度员辅助心肺复苏（dispatcher-assisted CPR，DA-CPR）或远程指导心肺复苏（telecommunicator CPR）。

·大型心脏骤停注册登记系统的出现为研究提供了平台，并突显出地区间生存率的显著差异。

·对院前急救系统和优秀院前急救系统的特征有了更深的理解。

·已经有成功的方案来实现项目的有效实施，如复苏学院，它成为科学研究与地区最佳实践之间的沟通桥梁。

·联合国2030年可持续发展目标再次强调，减少非传染性疾病患者的死亡，包括在中低收入国家日益严重的院外心脏骤停导致死亡的问题。

·新兴经济体国家的缺血性心脏病发病率急剧增加，预计对切实可行并且经济有效的复苏推广项目的需求会增加。

以往，大多数乌斯坦因文献着重于研究某些关键变量参数，它们的重要性不言而喻。没有全面精确的测量就没有质量改进，现在是时候把注意力转向复苏方案的改进了。最佳实践应该成为标准，从而显著提高患者生存率。最佳实践是一个动态的概念，新的治疗方案定义新的最佳实践。这就是"测量和改进"的力量。持续测量可以确定需要改进的地方，并可以证明是否发生了能力提升，进而可以定义新的最佳实践方案。未来几十年，应该使用测量数据来帮助定义和实现最佳实践。从文献可以看出，即使达成科学共识，新知识和指导方针的实施通常仍然需要 5～10 年时间。这个进程必须加快！这就需要更好地了解哪些因素是有益的，哪些因素阻碍了新知识和最佳实践方案的实施。

这份报告呼吁建立全球复苏联盟，以作为促进院外心脏骤停患者生存率改善的具体手段。全球复苏联盟可以为地区提供管理工具和技术支持，以复苏学院方案为蓝本，建立当地的复苏改进项目，从而促进最佳实践方案的实施。

乌斯坦因方法具有全球影响力。无数人的生命被挽救，间接或直接地归功于这个创始于乌斯坦因的抢救流程，以及那些致力于推进复苏科学和实践的研究人员、科学家和院前急救机构负责人的不懈努力。成千上万的第一响应人、院前急救人员、急救医生、护士献身于这项事业，他们不知疲倦地工作，从"鬼门关"抢回无数的生命。

第一部分　社区心脏骤停

什么是心脏骤停？

没有比突发性心脏骤停（sudden cardiac arrest，SCA）更严重的紧急情况了，一个人在家里或在社区突然倒地（通常没有先兆），脉搏和血压瞬间消失，意识在几秒钟内消失。因为心脏骤停，患者处于临床死亡阶段，如果不及时进行干预，则可在 10 分钟内发生不可逆转的生物学死亡。一个生机勃勃的生命突然离去，他有家人、朋友、孩子甚至孙子，就这样出乎意料地走了，任何统计数字都无法真正揭示现实的冷酷无情。

如果能在很短的时间窗内进行心肺复苏、除颤和进一步的医疗救治，那么就有机会从"鬼门关"中挽救生命。急救实施得越早，患者存活的机会越大，神经系统功能完全康复的可能性也越大。

> 复苏最终是对生命的高度负责。这是一种高尚的行为，揭示了我们社会的价值观，即生命无价。
>
> ——复苏学院箴言

问题的严重程度

心脏骤停是一个严重的公共健康问题，仅在欧洲和北美每年就有约 50 万人死于心脏骤停。如果一个人在年富力强时发生心脏骤停，给公共健康带来的负担是巨大的。在发展中国家，每年因缺血性心脏病，包括心脏骤停导致死亡的人数急剧增长。人们越来越意识到，非传染性疾病

(non-communicable diseases，NCD) 是慢性的，也是可控的，其危害性可能潜伏几十年而不表现出来。这些曾经被称为"富贵病"的慢性病，目前在发达国家与发展中国家的发病率不相上下（图3）。

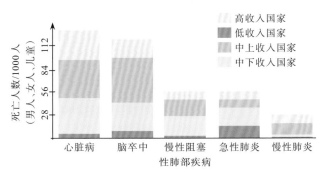

图3　全世界非传染性疾病中的最大杀手

来源：WHO, Fact Sheet: The Top Ten Causes of Death. Online: who.int/mediacentre/factsheets/fs310/en.

心脏骤停概况

心脏骤停主要发生于60多岁的老年人，但也可能发生于儿童和年轻人。约70%的心脏骤停发生在家里，20%发生在公共场合，10%发生于护理院或养老机构。在各种场合发生的猝死事件中，50%的情况有旁观者在场，但接受旁观者心肺复苏抢救的比例差距很大，从10%到75%不等。

关键干预措施：心肺复苏和除颤

医生们在讨论疾病的自然病程时，对于许多疾病，如癌症、充血性心力衰竭等，从诊断到死亡的时间以月或年为单位。"自然"是指不进行治疗的生存时间。人们希望通过治疗延长寿命。相同的概念也适用于心脏骤停，但其自然病程以分钟为单位。许多研究表明，如果没有进行急救，心脏骤停后患者的生存率每分钟下降10%。如果超过10分钟仍未进行急救，那么临床死亡将变成生物学死亡，之后患者就没有生还的机会了。但是,心肺复苏术和电击除颤术的实施,改变了生存率(图4),增加了救治成功的希望,为患者提供了生存的机会。

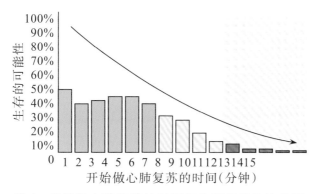

图4　开始做心肺复苏的时间与生存可能性的关系

心肺复苏和除颤如何发挥作用?

心肺复苏能维持少量血液流向重要器官,特别是心脏和大脑。高质量的胸外按压可使血流量达到正常值的30%。这可以促使心脏肌肉收缩,恢复正常的心律,并降低脑损伤的发生率。

除颤可使所有心肌同步去极化,使心脏恢复窦性心律。因为室颤存在复发性或难治性,有时可能需要反复电击除颤。

心肺复苏与除颤的关系很复杂,但两者越早开始越好。目前已经证实,如果有旁观者及时进行心肺复苏,能使患者生存率提高1倍,极早期使用AED给目击倒地的心脏骤停患者除颤,可使其生存率高达75%。

生存的决定因素

心脏骤停患者能否存活取决于许多因素,如患者因素、事件因素和系统因素。患者因素包括年龄、基础疾病情况等。事件因素包括心脏骤停发生时是否有目击者、心脏骤停时患者的心律(是否是可除颤心律)等。**院前急救人员不**

能改变患者因素和事件因素，能改变的只有系统因素——急救流程和急救质量。

院前急救系统的类型

复苏学院有一条箴言："如果你了解了某一个院前急救系统，那么你也只是了解了这一个院前急救系统而已。"没有两个院前急救系统是完全相同的，每个系统都有自己的优势和挑战。但院前急救系统也有一些共同点。首先，由市民拨打急救电话启动院前急救响应。当发生心脏骤停时，急救调度员负责提供帮助和电话心肺复苏操作指导。接下来，一辆或两辆配备急救人员、护理人员或医师（或某些组合）的急救车辆（或直升机急救服务）做出响应。到达事发现场后，根据情况提供基本和（或）高级生命支持。如果患者可以成功复苏，则在现场接受复苏后治疗，并在转运到指定医院后继续接受治疗。如果现场复苏失败，则可能在现场患者被宣布死亡，也有些系统规定需要运输到医院再宣布死亡。

> 如果你了解了某一个院前急救系统，那么你也只是了解了这一个院前急救系统而已。
>
> ——复苏学院箴言

生存链

心脏骤停干预治疗的顺序被比喻为生存链。心脏骤停，特别是室颤的成功救治，与院前急救系统的快速响应能力有很大的关系。

生存链中的4个院前环节——早期呼救、早期心肺复苏、早期除颤和早期高级生命支持（图5），是抢救心脏骤停

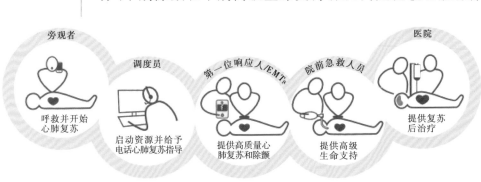

图5　生存链

的最关键要素。

每一个院前急救系统都或多或少包含上述关键要素，这些要素非常重要，但只有这些要素还远远不够。毕竟，一支球队即使拥有优秀球员，也仍然可能输掉一场比赛。那么，还需要什么呢？

强化生存链（"生命之框"）

为了明确成功或失败的原因，我们需要理解影响系统性能的决定性因素，但这些都很难衡量或评分。必须嵌入强有力的医疗和行政领导、持续的医疗质量改进、卓越的文化以及全体人员的培训和继续教育，否则链条中的各个环节无法保持紧密关联。

图6所示为强化生存链。图中的4个要素（领导力、培训、质量改进、卓越文化）环绕并嵌入抢救的核心环节。生存链和生存框架共同构成了院前急救体系的组成部分，它们共同培育、维持和定义一个高质量的院前急救系统。正如一支以优秀球员为起点的冠军球队，同样重要的还有持续的训练、高超的管理和指导、不断的复习和微调，以及团队精神。总之，围绕生存链的框架可以简化为一个词——

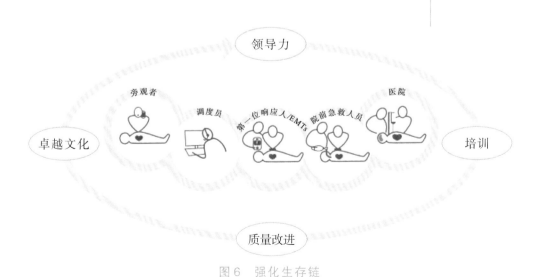

图6 强化生存链

责任心。

　　生存链周围的这些要素也反映在乌斯坦因生存公式(图 7)中,表明患者生存率取决于当地教育培训和实施质量。

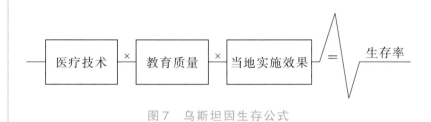

图 7　乌斯坦因生存公式

责任心

　　责任心是医疗服务的关键词。它是指个人有责任进行一些活动并对其负责。院前心肺复苏面临的一个问题是,责任由多个部门分担(如急救调度中心、院前急救系统、救护车服务、医院、公共卫生部门等),所以没有任何个人或部门对心肺复苏整个过程和结果完全负责。

　　生存链中的所有环节及院前急救系统均应对社区民众负责并尽量完美地履行职责。院前急救系统关于心肺复苏的所有决定都应以公众为中心。这种责任制通过领导能力、质量改进、教育培训来实现。通过责任制维持生存链,并确保生存链的每个环节之间紧密联系。一个院前急救系统若不能对其所服务的公众负责,那么它的服务充其量也是平庸的。

生存链中的所有环节都需要与院前急救系统及其管理紧密关联,以完成其社区使命。

地区间心脏骤停生存率的差异

　　现有的数据显示,地区间的院外心脏骤停患者生存率存在巨大差异,这些数据促使地区或国家联盟对院外心脏骤停患者生存率进行评估和衡量。2009 年,美国和加拿大共有 11 个地区(其院外心脏骤停患者生存率从 3% 到 16% 不等)组成一个联盟,建立了心脏骤停注册登记系统,以便进行前瞻性研究。这些结果的巨大差异在很大程度上归因于各地区的执行力差异。目前，致力于提高心脏骤停患者生存率的注册登记系统包括多样化且可以自选的院前急救系统队列，覆盖20%的美国人口。

2013年统计报告，每100名心脏骤停患者的生存率为4%~30%。泛亚复苏结果研究（Pan-Asian Resuscitation Outcomes Study，PAROS）报告，院外心脏骤停患者生存率在发展中国家与发达国家之间存在巨大差异（在马来西亚为0.5%，韩国为8.5%）。如果我们排除特定的异常值，在北美、亚洲和欧洲的系统报告中，院外心脏骤停患者生存率从1.1%至26.1%，有约24倍的差异。在一个有100万居民的地区，估计每年有500人发生心脏骤停，在最差地区大概可救活5人（1.1%），而在好的地区大概可救活130人（26.1%）。重要的是，生存率的差异恰恰表明努力改善复苏措施的真正意义所在，通过提高地区的生存率可以挽救更多生命。

特别需要指出的是，许多心脏骤停的幸活者，他们的生活质量与发生心脏骤停之前相同，很多人又重新回到工作岗位。

第二部分 全球复苏联盟

成立全球复苏联盟的必要性

西雅图金县院前急救系统致力于提高院外心脏骤停患者生存率,经过 40 多年努力,达到了全球最高水平。2008年,院前急救机构负责人在西雅图金县创建复苏学院,分享他们院前急救系统的最佳实践,以便其他地区学习、适应和实施。至 2018 年,他们已经召开了 22 次培训会议(大多为期两天),超过 800 人参会,与会者大部分来自西雅图、美国太平洋西北部和其他十几个州,少数来自欧洲、澳大利亚和亚洲。

复苏学院

复苏学院始建于 2008 年,致力于改善心脏骤停患者生存率。其格言是"以地区为单位,提高心脏骤停患者生存率"。复苏学院的论坛充满活力,包括教学讲座、示范、操作实践、专题研讨会等。论坛还发布操作指南,指南详细

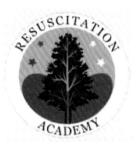

图 8 复苏学院图标

说明如何实施我们正在谈论的各种流程的细节。复苏学院工具包就是为此专门开发的,它们为在本地社区设置各种项目提供指导。但是,即使使用工具包,本地社区的实践也仍具有挑战性。成功的关键往往在于地方层面,要调动社区资源,将资源集中到贯彻实施中的具体困难上。

复苏学院是西雅图 Seattle Medic One 项目*和金县急救中心的联合项目，并为来自美国乃至世界各地的参会者提供学费。其班级人数适度，允许双向交流，学习的内容包括基础知识、提高心脏骤停患者生存率的工具，并有人分享他们所遇到的实际问题。

每个社区都有不同的文化、领导力、资源和机会。最重要的是，教师们已经了解到，变革非常具有挑战性，人们永远不应该认为，仅仅因为有人带着一个好主意，它就会被接受和实施。改变的障碍，无论是源于习惯、惰性、萎靡不振还是缺乏资源，都会压倒最好的意图。我们还了解到，任何系统都不会在一夜之间改变自己，变化不仅困难，而且发生得很慢——一步又一步。

其目的是实现以地区为基础的院外心脏骤停的最佳实践。复苏学院提供了一个实用的路线图，将科学原理应用于多个地区并具有实质性的吸引力。与会者在他们的地区实施了有效的方案，提高了院外心脏骤停患者生存率。

2015年6月，在挪威斯塔万格召开国际乌斯坦因会议，建立全球复苏联盟，会议认可复苏学院模式作为加快评估和提高心肺复苏质量的基本方针。该联盟最初涉及北美洲、欧洲和亚洲地区。该联盟负责课程开发，主办复苏学院论坛和培训，以及建立复苏学院站点作为复苏联盟网络的一部分，并促进各地区参与乌斯坦因心脏骤停注册登记。

为什么在科技水平相当的情况下，院外心脏骤停患者预后会有如此不同的结果呢？解决这一问题，就可以拯救

---

*译者注：西雅图 Seattle Medic One 项目是一个院前急救项目，始创于1970年，位于美国华盛顿州的西雅图市。作为美国第一个培训消防员并为患者提供高级生命支持的急救中心，它不仅执行传统消防任务，而且提供静脉注射药物和高级气道管理等高级生命支持技术。

西雅图 Seattle Medic One 项目被认为是世界上最成功的院前急救项目之一，其心脏骤停患者的生存率几乎是全国平均水平的两倍。该项目已经受到广泛研究，并在美国和世界其他国家或地区得到复制。

全球成千上万的生命。复苏学院的目标是改进传统复苏指南,进行科学的最佳实践,这通常被称为质量改进。质量改进是将科学原理纳入程序化的行动中,为地区提供实用操作策略。最重要的是,复苏学院将最佳实践提炼为10个步骤,每一个步骤都会增强改善生存率的动能,每一个步骤又细分为高、低两档。

复苏学院促使拥有700万人口的整个华盛顿州参与到复苏学院所倡导的评估及改进项目中。正如2015年国际乌斯坦因会议强调的那样,人们越来越认识到,复苏学院模式对提升地区一级的复苏救治水平有积极的影响。

复苏学院的灵活性

复苏学院的课程安排是灵活可变的,它根据与会者的需求来确定课程。为院前急救负责人和医疗主任(medical director)*设计的标准课程时长为2天,而有些课程只有短短的半天。有些复苏联盟课程会关注10个步骤中的特定步骤。在院前急救人员培训中,高质量心肺复苏课程时长通常为6小时,急救调度员心肺复苏课程时长为4小时。复苏学院也可以针对不通的地理区域提供课程,小到机构或地区,大到国家,既可以为20个学员的团队提供课程,也可以为多达100个学员的团队提供课程。

复苏学院的重要性

评估是成功实施的核心,因为它对实施做出了客观评价,并提供了改进的机会。

社区对心脏骤停承担起监督和评价的责任,这是社区

---

*译者注:在美国,院前急救系统的医疗主任(medical director)是一位医生,为系统提供医疗监督和指导。医疗主任负责确保系统为患者提供高质量的基于循证医学的救治,并遵守当地、州和联邦法规。

院前急救系统的医疗主任的角色因具体系统和服务社区的需求而异。在某些系统中,医疗主任可能是院前急救机构的全职员工;而在有些系统中,医疗主任可能会提供兼职或咨询服务;一些医疗主任还可能负责其他医疗保健领域,如急诊医学或重症监护。

进步的真正体现。复苏学院坚持要求参与者承诺按照乌斯坦因标准监测和记录结果,并对采取措施前后的急救质量进行对比。复苏学院通过不断改进和努力,提高了院外心脏骤停患者生存率,挽救了成千上万的生命。复苏学院参与者调查表(表2)显示,接受复苏学院培训之后,各项工作完成度有了很大的提高。

表2　2008—2013年复苏学院参与者调查表

项目	未受培训	接受培训
心脏骤停记录	31%	88%
电话心肺复苏	46%	83%
高质量心肺复苏	17%	76%
警察心肺复苏	34%	48%
公众启动除颤	58%	76%
公共心肺复苏培训	77%	91%

该州心脏骤停注册登记系统覆盖华盛顿州90%以上的人口,从而能够以实际人口为基础,对监测和结果进行严格评估。随着监督和评估措施的实施,院外心脏骤停患者生存率也稳步提高(表3)。

表3　华盛顿州心脏骤停监测和成果

	2011年	2012年	2013年	2014年	2015年	2016年
旁观者心肺复苏[1]	62%	68%	72%	75%	71%	76%
市民使用AED	6%	6%	7%	10%	9%	8%
警察使用AED	1%	2%	4%	3%	3%	4%
血管造影术[2]	37%	51%	65%	69%	65%	72%
存活至出院	36%	43%	45%	46%	45%	46%
神经功能正常	32%	37%	40%	43%	42%	44%

注:[1]包括在院前急救人员到达之前发生心脏骤停的病例。
　　[2]包括入院患者。

复苏学院构建

建立复苏学院的目的是为参加者提供知识、工具、技能和动力，以改善他们地区的院外心脏骤停患者生存率。为实现这一目标，复苏学院提供了复苏科学的核心知识，基于社区的复苏项目和提高复苏质量的关键策略。学习方式是多样的，包括讲课、示范、动手实践、辩论和基于实例的培训班。如果需要特殊的形式和时间，复苏学院也会做出调整。

复苏学院将科学原理转化为实施方案，并保证地区的可持续实施。该策略强调了10个步骤以推动地区水平的提高，并辅以10项行动。行动包括领导力、团队合作和计划等，以帮助实现目标。以科学为实施基础，将这些步骤广泛地应用于地区中。

如何实现最佳实践

以下将讨论如何把生存链结合到当地的复苏水平提升计划中。10个操作步骤被分为初级和高级，初级可以最少的资源产生最大的影响。由于不同地区所处的具体步骤实施阶段不同，所以在对地方一级做评价时必须谨慎。本书第三部分将更详细地描述这10个步骤。

什么是复苏学院模式？

典型的复苏学院模式有几个目标和职责，包括：

·培训对象选择。

·培训时间和重点——过去通常为1～2天。

·参与者承诺建立心脏骤停注册登记制度。

·参与者承诺在他们社区实施项目。

·免费培训(或只收成本费)。

·强调将评估和改进作为指导原则。

·强调10个纲领性步骤。

·强调持续质量改进并及时反馈，但数据不能用于处罚。

·分享10个步骤中的培训资料和工具包。
·协助在其他地区推广复苏学院模式。

什么是质量改进？

质量改进是系统改进的核心。质量改进可以从宏观和微观两个层面进行。在宏观层面,它指建立心脏骤停注册登记制度并对结果和关键响应时间进行评估。在微观层面,它指各种执行标准。数据绝不应以处罚为目的,而应该用于质量改进。此外,我们相信,质量改进数据应当为院前急救系统、急救调度员和地区所共享。

执行标准

虽然院前急救系统几乎没有执行标准,但它们是衡量系统性能和确定需要改进的领域的关键指标。这些执行标准在本书第三部分的每个步骤下有详细示例。复苏学院强调执行标准,特别是电话心肺复苏和高质量心肺复苏的执行标准。

全球复苏联盟的潜力

复苏学院填补了复苏领域的空白,通过在各个地区的项目实施,使复苏科学转化为最优实践成为可能。西雅图金县开发的概念模式已被应用于全球各地。我们相信,想要真正保障公众健康,就必须扩大复苏学院的影响范围。因此,我们建议建立全球复苏联盟(图9)。

任　务

通过加快在各地区实施有效监测和质量改进策略,优化复苏学院模式;通过复苏学院模式,提高复苏水平。

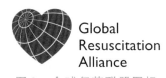

图9　全球复苏联盟图标

目　标

全球复苏联盟将会做到：

·建立致力于提高院外心脏骤停患者生存率的院前急救国际网络。

·推进 10 个操作步骤的实施，以提高院外心脏骤停患者生存率。

·推进 10 个行动，保障方案的成功实施。

·通过乌斯坦因标准登记，促进各地区监测和质量改进。

·为那些对复苏学院课程感兴趣的利益相关者定期提供全球复苏联盟论坛。

·开发地域性、多样性的全球复苏联盟网络。全球复苏联盟网络将共享课程材料，保证高质量教学，并为寻求建立本地复苏学院的地区提供中心资源。最终这种“接受培训→成为培训师”的过程将为各地提供越来越多的优质全球复苏联盟资源。根据地区规模、人口特征、文化、资源来举办适用的全球复苏联盟论坛。

·将全球复苏联盟模式开发、提炼，并转化成通俗的教学和培训材料。

·定期与全球复苏联盟资助机构沟通和合作，包括出具年度报告。

·制定跟踪措施，评估可交付成果，从而确定全球复苏联盟成功与否以及全球复苏联盟的影响力。除自身评估外，全球复苏联盟还为网络中的各个地区提供工具，以评估他们的绩效。

·发扬复苏学院的精神，尤其它承诺以质量为基础，提高科学技术，改善院外心脏骤停患者生存率。

全球复苏联盟的上述主要任务是催化剂、协调者和促进者。这并不排除全球复苏联盟直接资助各地区的区域性会议，或与地区合作举办会议。

管理架构和关键成员

全球复苏学院提供用以开发、完善和传播复苏学院模式的基础设施，包括人力和物力资源。关键的管理架构包括四大洲的首席协调员、由全球复苏联盟的战略参与者组成的指导委员会以及主要的业务协调人员。行政机构包括全职或兼职的全球复苏联盟秘书处和指定的各大洲协调员。

指导委员会包括每一个发起机构、地区的首席协调员及秘书处代表。指导委员会的组建将根据提案国的经费投入或建设计划来拟定。指导委员会将负有监督责任，并有权指导工作开展。指导委员会将成为一个重要资源，保证全球复苏联盟以有限的投入达到最大的产出。

秘书处的职责包括全面管理和运营全球复苏联盟。秘书处将负责协助设计和执行全球战略，并协调和联系四大洲定期举办会议。秘书处将努力为区域复苏学院制定统一的标准。秘书处将与提案国保持联系，并建立可持续发展的方法。

各大洲协调员将负责当地和区域复苏学院活动的日常运行，包括师资培养、具体复苏学院论坛的规划以及与社区利益相关者的合作，以确保复苏学院的积极参与和后续工作的开展。每个地区的首席协调员管理该地区的其他协调员。每个洲都有可能形成一个特殊的组织架构，以便最有效地推进全球复苏联盟工作的开展。

实例1:丹麦院外心脏骤停患者生存率提升3倍

　　丹麦已经成为欧洲最佳实践的典型代表。10余年间,丹麦的院外心脏骤停患者生存率增长了3倍(图10)。丹麦的实例研究证明,院外心脏骤停患者生存率可以在很短的时间内得到显著改善。自2006年以来,丹麦国家资助的心肺复苏培训项目广泛开展;至2018年,在社区已经布置了1.7万余台AED。

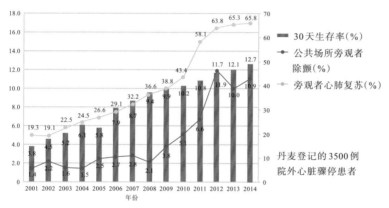

图10　2001—2014年,接受旁观者心肺复苏/旁观者除颤的院外心脏骤停患者30天生存率

　　伴随着院外心脏骤停患者生存率明显增高,他们能重返工作岗位的比例也显著增加。在院外心脏骤停后存活30天以上的患者中,76.6%可以重返工作岗位(Circulation,2015,131:1682 - 1690. DOI:10.1161 / CIRCULATIONAHA.114.011366)。这些年来,不仅院外心脏骤停幸存者人数增加了,而且其神经功能预后良好率也明显升高。这些与旁观者心肺复苏及AED使用有明显相关性(N Engl J Med,2017,376:1737 - 1747. DOI:10.1056/NEJMoa1601891)。

　　丹麦能够在相对短的时间内实现这些成果,归功于丹麦众多社会参与者的急救意识和协同工作。通过一系列重要举措，比如将心肺复苏培训纳入驾驶证考试、学校配置心肺复苏培训课程、传播公共除颤知识、建立国家 AED 网络、集中力量提高调度员辅助电话心肺复苏等，使旁观者心肺复苏从 19% 增长到 65% 以上，这也是丹麦院外心脏骤停患者生存率大幅增长的主要原因。

2017 年，哥本哈根启用了一款名为"Heart Runner"的手机软件，当有心脏骤停发生时，即可呼叫周围接受过心肺复苏及 AED 培训的志愿者。两个月内，有 1.6 万人加入该系统。当有可疑的心脏骤停发生时，事发地点周围 300 米内的志愿者将立即接到调度员的呼叫。如果志愿者在软件上予以确认及回复，他们将接到准确的事发地址、电话号码及周围 AED 位置等信息。

实例2：欧洲心脏重启日活动走向全球

研究表明，如果旁观者进行心肺复苏和使用AED，则心脏骤停患者的生存率会大幅度提升。为了提高人们对这些问题的认识，并向欧洲公众提供有关发生心脏骤停时该怎么办的知识，欧洲复苏委员会决定将每年的10月16日定为欧洲心脏重启日（European Restart a Heart Day）。

首个欧洲心脏重启日在2013年启动；如今，欧洲心脏重启日已在欧洲大多数国家实施。在每年的10月16日——欧洲心脏重启日，欧洲复苏委员会都会举行各种大型的地区性活动，向欧洲公众普及如何开展心肺复苏和使用AED，并告诉他们"你可以挽救生命"。

该举措得到了欧洲议会的支持。欧洲议会于2012年6月通过了一份书面宣言，呼吁欧洲国家建立欧洲心脏骤停宣传周（European Cardiac Arrest Awareness Week）。该书面宣言强调了普及心肺复苏的重要性，鼓励会员国制订公众除颤计划，并在欧洲国家增加公共场所AED的投放。

欧洲心脏重启日已经在欧洲成功实施，一个共同主题是"Kids Save Lives"（孩子们拯救生命）。随后的声明强调了教孩子实施心肺复苏的重要性。这个思想由欧洲复苏委员会提出，后来得到国际复苏联络委员会和社会各界权威人士的广泛赞同。

在2017年的心脏重启日，英国创下了一个纪录——对19.5万名在校学生进行了心肺复苏培训。现在，澳大利亚、日本等国也开展了心脏重启日活动。

2018年10月，全球心脏重启日第一次启动，主题是"All Citizens of the World Can Save A Life"（人人都可以挽救生命）。

第三部分　提高地区心脏骤停患者生存率的10个步骤

本部分详细介绍了我们认为包含最佳实践的院前急救项目的具体内容。我们相信,在实施最佳实践的情况下,许多地区室颤患者的生存率可以达到50%。目前,一些地区已经达到了这个水平,有少数地区甚至超过了这个水平。进步是一个持续过程,重要的是决心和坚持。虽然短时间内的进步可能不明显,但只要我们持续努力,就有可能加快改进的步伐。

我们将这些最佳实践总结为10个步骤。

提高心脏骤停患者生存率的10个步骤

1.建立心脏骤停注册登记系统。

2.开展电话心肺复苏及持续培训和质量改进。

3.开展高质量心肺复苏及持续培训和质量改进。

4.开展快速调度及持续培训和质量改进。

5.用除颤仪对专业人员心肺复苏进行记录。

6.开展第一响应人(包括警察、保安和其他安保人员)AED培训。

7.应用智能信息技术推广心肺复苏和公众除颤项目。

8.在学校与社区进行强制性心肺复苏和AED培训。

9.努力实现问责制———向政府提交年度报告。

10.努力营造卓越文化。

步骤1：建立心脏骤停注册登记系统

复苏学院箴言：评估、改进、再评估、再改进……

复苏学院最重要的箴言是"评估、改进、再评估、再改进……"，这是所有系统性变革的基石。心脏骤停注册登记是评估的核心。持续评估将确定实施变革是否导致结果的改善，并确定进一步改进的步骤。

对于整个院前急救系统来说，复苏结果是一个极好的评价指标，因为它反映了院前急救的所有方面，包括协调机制、专家判断、技术技能、有效沟通和时效性。如果心脏骤停事件得到很好的救治，那么其他医疗突发事件也能得到很好的救治。心脏骤停注册登记系统不仅仅记录患者的生或死，也对急救相关的所有方面进行评估。有没有实施旁观者心肺复苏？有没有电话心肺复苏指导？心肺复苏的质量如何？心肺复苏中是否有不可接受的中断？气道管理成功了吗？通过大量的心脏骤停案例，总结出成功的经验和需要改进的地方。

> 心脏骤停注册登记系统不仅仅记录患者生或死，也对急救相关的所有方面进行评估。

心脏骤停注册登记系统是核心，在任何时候都不能受经费缩减或取消的影响。它必须有必要的资源以及医疗行政主管的全力支持。必要的资源包括从救护车、调度中心、AED、医院医疗文书和死亡证明中收集电子或纸质信息。虽然小的地区没有足够的数据基数来设置专职人员，但是这些小的地区可以联合起来建一个注册登记系统。在美国疾病预防控制中心的支持下，美国Emory大学建立了全国心脏骤停注册登记中心——CARES（The Cardiac Arrest Registry to Enhance Survival）（myCARES.net）。到2014年，已有21个州参与该项目，其中有10个州是全州范围参与的。院前急救系统和当地医院通过互联网系统交换数据，CARES克服了其他心脏骤停注册登记系统的困难，可以直接获取医院的临床数据。参与CARES是自愿的，所有参与者会收到自己地区和全美的相关数据摘要。

CARES可以根据当地的需要进行定制，并提供模板。

这样,各地区就可以按照其希望的方式来查看统计数据。

无法参加如美国 CARES 这样的国家登记机构的,应该建立自己的注册登记系统。心脏骤停跟踪系统(Cardiac Arrest Tracking System, CATS)是一个易操作的独立的注册表,可以从复苏学院网站免费下载(resuscitationacademy. org)。它只收集必要的字段,包括 14 个事件指标、3 个结果指标和 1 个数据字典。CATS 可以帮助院前急救系统监控本系统的各项指标,并跟踪生存率变化趋势。CATS 将信息存储在 Access 数据库中,支持多种数据库格式并兼容大多数操作系统。CATS 数据采用乌斯坦因标准显示,也可以导出到 Excel 表格中。

在亚洲,全国性的院外心脏骤停注册登记开始于 2000 年。日本自 2006 年开始乌斯坦因项目以来,其国家消防部门已经注册了数十万个院外心脏骤停病例。韩国院外心脏骤停注册由韩国疾病预防控制中心管理。自 2006 年以来,韩国每年收集约 3 万个院外心脏骤停病例。泛亚洲复苏结果研究报道了 2012—2013 年来自 7 个国家 12 个城市的 66786 个院外心脏骤停病例;其第二阶段研究开始于 2014 年,旨在通过电话心肺复苏提高旁观者心肺复苏的比例。瑞典和丹麦也有成熟的国家心脏骤停注册登记系统。2013 年,挪威政府决定,所有的院前急救系统和医院都必须将心脏骤停作为要报告的一种疾病,在全国范围内进行强制性注册登记。目前,由于欧洲许多地区加大对欧洲注册心脏骤停(EuReCa)项目的经费投入,欧洲复苏委员会正在考虑建立泛欧洲注册登记系统。

执行目标

收集所有心脏骤停病例数据,并出具可供内部共享的分析报告(图 11)。

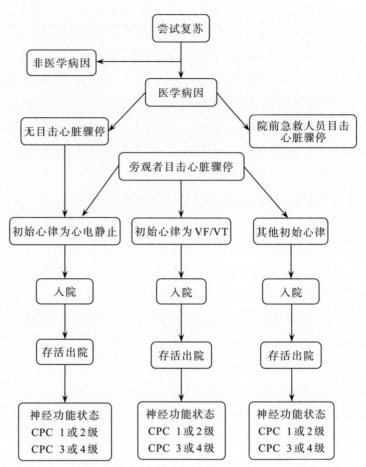

注:VF/VT,ventricular fibrillation/ventricular tachycardia,室颤/室速;CPC,cerebral performance categories,神经功能评分。

图 11 简化版乌斯坦因生存报告

实例 3：挪威如何启动心脏骤停注册登记

挪威心脏骤停注册登记系统从 2001 年开始收集院外心脏骤停数据；从 2004 年开始收集院内心脏骤停数据；2009 年，数据暂停收集。该注册登记系统不得不推倒重建！在此过程中，要吸取如下的经验和教训。

组　　织

1. 国家要组织全国层面的合作，必须有人牵头。挪威院前紧急医疗国家能力机构主持该项目，由医院代表组成的指导委员会来监督登记系统的重建工作。有利于相互之间合作、分享和信任的人的因素是很关键的。

2. 不仅要有政治家的政策支持；挪威院前紧急医疗国家能力机构和指导委员会还与奥斯陆大学医院和挪威卫生机构的各级人员合作，寻求地方和国家的支持。

3. 心脏骤停是一种需要报告的疾病！我们重建了心脏骤停注册登记系统。目前，心脏骤停被列入挪威的疾病报告名单中，并且是强制性的。通过这种优秀的解决方案，之前对数据访问安全性的担忧，也通过高可靠性 IT 方案解决了。

资　　源

1. 种子资金是至关重要的！早期经费有不同来源。专业人员也贡献了时间和资源而不求任何回报！

2. 必须有稳定的经费来源，能覆盖薪金和日常开支！这是一个持久的挑战，特别是当数据基础设施的支出超出注册登记系统的控制能力时。

3. 数据的本地所有权有利于激励当地资源投入。在我们的方案中，每个医院/院前急救机构在国家注册登记系统内都拥有本地登记中心，人们可以自由访问本地数据，可以在相同的法律框架下增补本地数据元素，以确保当地服务质量。另一方面，没有中央拨款的强制性登记会让医院管理者利用心脏骤停报告这项工作来争取更多资源。

前进的道路

2013 年,心脏骤停在挪威被收录为必须报告的疾病,参与进来的院前急救机构和覆盖的挪威人口比例稳步增加。到 2015 年,19 个急救中心中,有 13 个急救中心参与进来,覆盖了挪威 78% 的人口。

实例 4：院外心脏骤停幸存者出院后生活质量评估

维多利亚急救中心心脏骤停注册登记系统（Victorian Ambulance Cardiac Arrest Registry, VACAR）是澳大利亚维多利亚州的一个临床质量登记处，负责收集澳大利亚维多利亚院前急救机构参与的所有院外心脏骤停数据。维多利亚州有 600 多万人口，其中 400 多万人居住在首都墨尔本。VACAR 始于 1999 年，并且与乌斯坦因标准保持一致，至 2018 年心脏骤停注册登记系统已经有 9 万条以上的记录。该注册登记系统被用于监测院外心脏骤停患者的结局，推动全国急救服务的能力提升，并且还支持国际认可的综合研究计划。

需要解决的问题/背景

2015 年更新的乌斯坦因标准推荐使用经过验证的监测工具来评估院外心脏骤停幸存者健康相关的生活质量。此外，美国心脏协会建议未来的心脏骤停临床试验应着重于评估幸存者的神经认知障碍状况和生活质量。然而，国际上很少有院外心脏骤停注册登记机构会常规评估幸存者的长期生活质量。目前，最常见的结局指标是出院生存率或 30 天生存率。

项目/计划的描述

VACAR 认识到了解院外心脏骤停幸存者生活质量的重要性，对出院后的院外心脏骤停幸存者进行为期 12 个月的随访。对 2010 年以来的院外心脏骤停幸存者，VACAR 在其发生心脏骤停 12 个月后进行了电话随访，受访者回答与生活和工作状态有关的问题。电话随访基于两种通用的与健康相关的生活质量评估工具，12 项简要健康调查（12 Item Short Form Health Survey, SF-12）和 EuroQol-5D（EQ-5D），并通过扩展格拉斯哥转归量表（Glasgow outcome scale-extended, GOSE）对神经功能恢复进行评估。

结　果

2014年，VACAR小组发布了2010—2012年心脏骤停患者在发生心脏骤停后12个月的生存状况。作为当时评估院外心脏骤停幸存者生活质量的最大研究，共纳入了697名受访者。根据GOSE评分，大多数（55.6%）受访者报告神经功能恢复良好，患者的SF-12心理评分与澳大利亚正常人群相似。截至2017年6月，共有1624名院外心脏骤停幸存者对随访做出了回应，回复率为83%。报告神经功能恢复良好的比例上升至62.2%，中位EQ-5D指数为0.85（IQR 0.73～1）。

VACAR小组最近开展的一项研究，评估了这三种通用评分工具在院外心脏骤停人群中的有效性和测量特性。研究表明，SF-12评分和GOSE评分可能对院外心脏骤停患者的评估有用，但是EQ-5D评分存在天花板效应，需要更多的研究来评估它的有效性。

挑　战

对所有的患者进行随访研究，失访和随访率都是一种挑战。VACAR试图通过访问多种来源的联系信息，包括急救患者护理记录、医院的患者记录等来减轻这种负担，他们甚至还查找了州死亡登记处的信息。在电话联系前几周，先发送一封信，详细说明电话随访原因，可以提高患者的随访参与率，最高纪录是尝试5次才最终联系上患者。

另外的计划

VACAR计划与神经心理学专家进行合作，以了解院外心脏骤停幸存者在康复过程中最重要的健康问题。在一项有计划的研究中，院外心脏骤停幸存者及其伴侣或亲人会被要求在心脏骤停后3个月和6个月分别完成一系列心理评估。该研究的目的是评估幸存者的神经认知功能和心理结局，以及院外心脏骤停幸存者伴侣的社会心理需求。

实例5:南澳大利亚急救中心心脏骤停注册登记

简要概述

进行心脏骤停注册登记是改善心脏骤停患者生存率的第一步。考虑到这一点,南澳大利亚急救中心决定检查南澳大利亚所有院外心脏骤停历史数据。

截至2018年,正在进行的关键执行指标和前瞻性观察研究所收集的信息,还没有根据最新的乌斯坦因复苏登记标准进行。该项工作是在10个步骤的第一个步骤"评估和改进"指导下开展的。

南澳大利亚州占地约983482平方千米,南澳大利亚急救中心是该州唯一的院前急救机构。

需要解决的问题/背景

南澳大利亚急救中心收集了2002年以来的院外心脏骤停幸存者的数据。医务人员在纸质的病历记录上记录数据,然后将数据输入Excel表格中,根据南澳大利亚健康指南存储并由人类研究伦理委员会批准。

最初的核心数据基于早期的乌斯坦因标准,用于质量保证及各种部门和政府报告。这份报告虽然篇幅很小,仅仅涵盖了2014年更新的院外心脏骤停乌斯坦因复苏登记标准的核心内容,但内容却很重要。提交的可用信息只有到院存活患者的信息,没有出院存活患者的信息。这些数据与医疗优先调度系统等其他重要的内部数据并没有实现常态化关联。很少有公开发表的数据用于南澳大利亚急救中心与其他院前急救机构进行比较。

项目/计划的描述

院前急救与心脏骤停登记数据:4个步骤

1.回顾既往南澳大利亚急救中心的院外心脏骤停数据收集过程。

2.回顾当前的数据。

3.建立外部合作关系,并在南澳大利亚急救中心内整合院前急救与心脏骤停登记数据。

4.确保连续性和未来规划。

结　果

对既往院外心脏骤停数据收集过程的审查促进了前瞻性收集数据的重大改进。我们结合乌斯坦因核心数据,更新了患者病历记录格式,并将它们与计算机辅助调度系统和出院记录相关联。现在我们可以确定患者是存活至出院还是在医院内死亡。此外,我们还开发了基本的数据字典,并将数据存储在安全的服务器上。

2002—2009年的病例因数据分散和质量不一致而被丢弃。从2009年6月至2016年6月,12644例院外心脏骤停患者的数据被保留下来,成为评估和改进的基础。

与澳大利亚复苏协会的持续合作,以及对提高院外心脏骤停患者生存率的持续关注,有助于指导我们更好地开展工作。院前急救与心脏骤停登记数据与临床实践和改进过程紧密结合,预计有助于评估和改善院外心脏骤停患者生存率。

挑　战

尽管我们定了较低的目标,但这些目标的实现仍然是困难的。

在急救服务需求较大的背景下,很难确保此项工作的连续性和做好未来规划。然而,鉴于心脏骤停注册登记的重要性,南澳大利亚急救中心决定对心脏骤停注册登记系统进行保留和维护,并利用内部和外部数据来提高院外心脏骤停患者生存率。

另外的计划

我们已经对心脏骤停注册登记系统进行评估和改进,但仍有很长一段路要走。我们计划发布年度报告,组建指导委员会并争取获得更多资助。

实例 6：利用院外心脏骤停注册登记数据指导运营 以及政府资助决策

简要概述

澳大利亚维多利亚州急救中心心脏骤停注册登记系统（VACAR）临床质量注册处收集了澳大利亚维多利亚州急救中心参与急救的院外心脏骤停的所有数据。维多利亚州有 600 万以上人口，其中 400 万以上人口居住在首都墨尔本。VACAR 于 1999 年开始，采用乌斯坦因标准。至 2018 年，VACAR 已记录 9 万例以上心脏骤停患者的数据。该登记系统用于监测院外心脏骤停患者的结局，推动全州急救服务能力的临床改进，并支持复杂的研究计划。

需要解决的问题/背景

维多利亚州政府和急救中心经费有限，意味着有关院前基本生命保障计划的决定应基于有潜在影响的项目。这可以量化投资回报，并告知政府和组织哪些作为优先事项。此外，还应监测和衡量这些项目，以确定这些项目实施后对院外心脏骤停患者生存率的影响。

项目/计划的描述

VACAR 的数据已被广泛使用，为政府投入和组织倡议提供信息，包括以下几个方面。

·政府根据 VACAR 项目提供的数据为心肺复苏项目、消防急救人员、社区志愿者团队和公众除颤计划拨款。VACAR 数据证明了这些举措可以提高患者生存率。

·VACAR 数据已被优先用于确定急救第一响应人和公众 AED 站点的位置，包括心脏骤停的发生密度和所节省的响应时间。

·VACAR 数据已被用于监测一些举措的效果，诸如将心脏骤停注册登记系统迁移到周边、实施消防急救人员为第一响应人、推出心肺复苏科普计划以及在关键地点实施公众启动除颤计划等。

·VACAR数据也被用于监测治疗方案的变化，调度员指导的变化，以及公众对心脏病发作症状的识别对心脏骤停发生率的影响。

·VACAR也被用于支持大型研究计划，其作用包括降低临床试验的成本等。

结　果

使用VACAR数据来提供信息和监控运营计划及政府资金投入决策，对于提高维多利亚院外心脏骤停患者生存率有着至关重要的作用。2015—2016年的VACAR年度报告显示（图12），院外心脏骤停患者经风险调整后的出院生存率是2002—2003年的3倍（AOR 3.3，95%CI 2.4~4.5）。

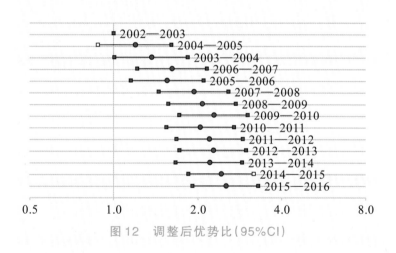

图12　调整后优势比（95%CI）

挑　战

保持心脏骤停注册登记数据的高质量需要大量的资源和系统支持。展现数据资料库的价值可以让政府和董事会持续地投入。此外，将心脏骤停关键指标纳入急救服务与卫生部长的年度协议中也有助于该目标的实现。

附加的计划

维多利亚州急救中心将继续广泛使用 VACAR 数据,以做出基于证据的决策,并监测各项举措的影响。未来的计划包括:通过 Goodsam 应用程序派遣非专业急救人员;通过监测院外心脏骤停的抢救例数,推进医护人员的再认证和培训;重点关注院外心脏骤停发病率高且旁观者急救参与率低的地区;通过风险因子加权处理,减小区域之间院外心脏骤停患者预后的明显差异。

步骤2：开展电话心肺复苏及持续培训和质量改进

复苏学院箴言：把每一次来电都当作心脏骤停的呼救电话，除非确认不是。

在生存链的第一个环节，调度员是至关重要的[1]。调度员必须识别心脏骤停并提供电话心肺复苏指导，告知附近的AED位置，直至院前急救人员赶到现场。虽然许多急救调度中心都设有相应的工作流程，但往往未能提供电话心肺复苏指导。要确定心脏骤停和提供电话心肺复苏指导是困难的，也是有压力的。

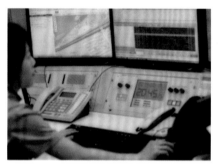

图13 调度员工作中

如果只是简单地向来电求助者保证救援正在进行，那要容易得多。但是，作为生存链的重要环节，急救中心调度员需要果断地识别心脏骤停，并为来电者提供电话心肺复苏等指导（图13）。这就要求调度中心有专人负责培训调度员进行电话心肺复苏指导和监督落实情况。他需要监听心脏骤停呼叫的电话录音，并给调度员和全体员工提供反馈。回顾电话内容，明确心脏骤停是否已被识别、心肺复苏指导是否已给予，这点非常重要（寻找好的案例或改进的可能性）。

调度员在处理潜在的心脏骤停呼救电话时，"果断"很重要。当可能发生心脏骤停时，调度员的责任心和积极的心肺复苏指导是急救成功的关键。在面对不确定性因素时，过分谨慎的调度员不会启动电话心肺复苏，或延迟电话心肺复苏的实施。

要成功实施电话心肺复苏，需要进行持续培训。在金县，电话心肺复苏的原则是"除非已确认是其他情况，否则应把每次的电话呼救都当作是心脏骤停呼救"。虽然实际上只有1%的呼叫是因为心脏骤停，但这种原则使调度员

---

[1]在一些较大的系统，有专门的人员（不是实际调度员）提供电话心肺复苏，但在这里，"调度员"同时包含这两者。

能尽可能快地询问以下两个筛查问题(除非来电者是患者本人):

"患者有意识吗(是否清醒)?"

"患者呼吸正常吗?"

如果答案是否定的,调度员应立即开始电话心肺复苏指导;因此,我们出了一个口诀"No,No,then go"("没有,没有,开始心肺复苏")。

调度员应该重视濒死呼吸以及如何识别濒死呼吸。对于濒死呼吸,及时开始心肺复苏操作指导是非常重要的,因为此时立即开始心肺复苏是最有可能复苏成功并康复出院的。在旁观者目击室颤导致的心脏骤停患者中,约60%存在濒死呼吸,这经常会使打电话呼救者和(或)调度员误以为患者没有发生心脏骤停。

濒死呼吸的识别仍然具有挑战性,因此也是众多研究的焦点。在团队培训和激励方面,急救调度中心应采取一切必要的措施,以确保在心脏骤停时提供电话心肺复苏指导率达到75%。这需要一个关键角色,他负责提供经费支持,有权直接指导工作,进行培训,制定目标,并持续督查,以确定改进是否全面实施。一旦调度员们意识到他们对生存链及提高患者生存率的重要性,就会成为电话心肺复苏最坚定的倡导者。

> 把每一次来电都当作心脏骤停的呼救电话,除非确认不是。

执行目标

调度员辅助心肺复苏的质量可通过回顾心脏骤停的以下处理措施来评判。

·在所有院前急救系统救治的心脏骤停抢救案例中,75%在1分钟内被识别。

·在所有心脏骤停案例中,调度员百分百会询问以下两个基本问题:

　　a.患者有意识吗(是否清醒)?

　　b.患者呼吸正常吗?

·被成功辨识的濒死呼吸(如果有)达到90%。

·75% 的院前急救系统抢救案例得到了电话心肺复苏指导，50% 的心脏骤停患者真正得到心肺复苏救治（不包括旁观者打电话之前已经在执行心肺复苏的情况）。

·第一次胸外按压在心脏骤停 2 分钟内开始。

美国心脏协会和欧洲复苏协会在 2015 年指南中着重指出了询问两个问题的重要性，以及针对濒死呼吸识别的特殊训练和持续有力的质量改进程序。请注意，在下面的说明中，没有关于"裸露胸部"的指令。金县的心脏骤停模拟研究表明，"裸露胸部"的指令可使心肺复苏的实施延迟30 秒，且并不能改善心肺复苏操作者手的放置位置和心肺复苏的质量。

实例 7：日本院外心脏骤停患者生存率在 10 年间增长 3 倍

日本于 2005 年成立了基于乌斯坦因标准的全国心脏骤停注册登记机构。每年登记病例约 13 万例；到 2017 年底，总数超过 130 万例。基于这些登记信息，日本研究者们发表研究论文 100 余篇。

目前，心源性心脏骤停患者的生存率从 2005 年的 3.3% 提高到 2014 年的 7.2%。主要原因是旁观者心肺复苏率从 38.6% 提高到 50.9%，并且 AED 使用率也提高了。与院前急救人员除颤相比，旁观者除颤可以使神经功能较好（CPC 1~2 级）的出院患者增加 2.24 倍（CI：1.93~2.61）。

日本全国乌斯坦因数据库显示，从 2005 年到 2014 年，院外心脏骤停患者生存率增长 3 倍以上。这种地区间比较可以促使地方政府采取行动，根据 10 个步骤来改善院外心脏骤停患者的治疗效果。

实例8：开展电话心肺复苏项目的建议

2017年，美国心脏协会发布了有关电话心肺复苏的重要建议，包括评价标准。

http://cpr.heart.org/AHAECC/CPR AndECC/ResuscitationScience/UCM_477526_CPR-Emergency-Medical-Dispatcher-CPR-Instructions.jsp

突发心脏骤停是指心脏功能、呼吸和意识突然丧失。据统计，美国每年在医院外发生心脏骤停事件约35万次，几乎所有这些事件都需要拨打急救电话求助。如果不进行心肺复苏和除颤等快速干预，突发心脏骤停患者的死亡将不可避免。

急救调度员是真正的第一响应人，也是心脏骤停生存链中的关键环节。急救调度员与电话呼救者配合，有机会识别心脏骤停患者。通过向电话呼救者提供电话心肺复苏指导，为患者提供初始急救，并迅速指派院前急救人员去施救。正是通过这些行动，急救调度员才能够使患者起死回生。需要强调的是，急救调度员与电话呼救者形成了一个独特的团队，急救调度员的专业知识和电话呼救者现场心肺复苏的意愿为改善突发心脏骤停患者的生存率提供了最佳机会。

以下信息概述了急救调度员及时和高质量实施电话心肺复苏指导的最低可接受标准。这些流程应该尽可能并行，而不是串联，以尽可能地缩短从急救电话呼叫到开始电话心肺复苏的总时间间隔（图14和图15）。

全国每个急救中心调度员都应该注意以下几点。

· 为几乎所有的心脏骤停患者提供电话心肺复苏指导是一个调度标准动作。

· 为达到此标准，需要持续进行培训和质量改进。

· 达到这个标准可以挽救生命。

· 达不到这个标准将导致本可避免的死亡。

评价指标

1.开展电话心肺复苏的承诺。

·急救中心承诺提供有效的电话心肺复苏。

·急救中心负责人负有领导责任,并要求工作人员对电话心肺复苏的实施负责。

2.为所有急救调度员提供电话心肺复苏培训和继续教育。

3.对于院前急救人员确认心脏骤停并尝试复苏的所有呼叫,进行持续质量改进。

4.与院前急救主管部门对接。

5.任命医疗主任。

6.对杰出表现予以认可和表扬。

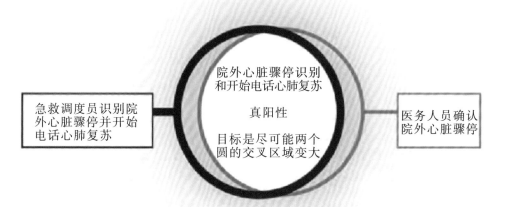

图 14　计划建议

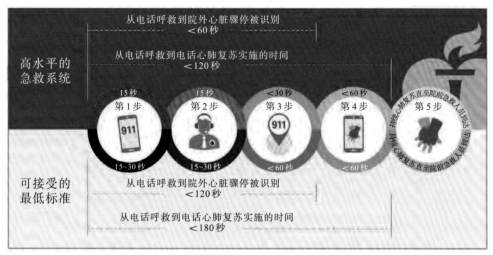

第1步	第2步	第3步	第4步	第5步
拨打急救电话连接公共安全应答点(PSAP)	PSAP连接紧急医疗调度	获取患者地址	①急救调度员识别院外心脏骤停;②提供电话心肺复苏指导	持续心肺复苏,持续电话心肺复苏指导

高标准:时间间隔越短越好
一旦认定为紧急医疗事件,应立即触发紧急医疗调度,并在30秒内获取位置

图15 电话心肺复苏时间间隔标准

注:PSAP,公共安全应答点。

评价指标

1.通过公共安全应答点正确识别院外心脏骤停病例的百分比。

·定义:急救调度员确认的院外心脏骤停/总院外心脏骤停(由院前急救人员确认)。

·分子:急救调度员确认的院外心脏骤停。

·分母:由院前急救人员确认的院外心脏骤停。

·执行目标:75%。

2.由公共安全应答点正确识别的院外心脏骤停病例百分比。

3.呼叫者识别的院外心脏骤停患者接受电话心肺复苏的百分比。

4.从拨打呼救电话到院外心脏骤停被识别的平均时间。

5.从拨打呼救电话到开始电话心肺复苏的平均时间。

实施的障碍

若干系统性障碍可能会减慢电话心肺复苏计划的实施。这些措施包括公共安全应答点的有效性、组织文化、对责任的恐惧、对公共关系的担忧和预算限制等。

正式的医疗指导和监督是至关重要的。积极、敬业的医生可以为急救调度、电话心肺复苏协议和质量改进实践提供合格的监督。医疗主任可以通过积极参与项目或向相关的领导传递电话心肺复苏的重要性等方式来支持和实施电话心肺复苏项目。此外,他们可以说服当地决策者消除之前广泛存在的误解,即电话心肺复苏指导超出了公共安全应答点的实践范围。

事实上,提供电话心肺复苏指导是经过科学研究和实践认证的标准。提供电话心肺复苏指导是提高旁观者心肺复苏率的最有效的方法。此外,科学研究表明,在本不应接受胸外按压(即没有发生心脏骤停)的成年患者中实施电话心肺复苏,50 例患者中仅有 1 例受伤,这些损伤中最常见的是胸壁损伤,没有内脏器官损伤(参见 White 等,Circulation,2009)。

目前,我们并没有发现与急救中心电话心肺复苏相关的任何法律诉讼。相反,有观点认为,急救中心更有可能因在院外心脏骤停案例中不提供心肺复苏指导而承担相应的法律责任。此外,考虑到向院外心脏骤停患者提供电话心肺复苏的好处,认为公布急救记录会对公众造成不良印象的担心被大大地夸大了。

地方预算限制是持续质量改进的长期障碍。电话心肺复苏的过程监测是时间和劳动密集型工作。通过只评估院外心脏骤停呼叫电话而不是全部呼救电话,可以减少监测的工作量并准确评估急救调度员的表现。急救中心必须确定一个可持续的电话心肺复苏比例并对其进行监测和评估,以提升该地区的急救质量。

电话心肺复苏的演变

电话心肺复苏可以增加旁观者进行心肺复苏抢救的数量，也可以提高心肺复苏的质量。因此，随着将电话心肺复苏内容纳入非专业心肺复苏培训中，预计电话心肺复苏将在未来几年内快速发展。特别重要的是，要让公众了解如何与调度员进行互动。未来几年，可能还有电话心肺复苏的标准化培训、对调度员的认证，以及对培训中心的认证，确保培训中心符合培训和质量改进标准。电话心肺复苏培训宜采取少量多次的培训原则，我们需要制订一个通用的质量培训计划，以适用于所有类型的调度系统。随着执行标准被广泛接受，急救中心能够对自己的表现进行评分。

在未来3~5年，我们可能会看到调度员积极参与电话心肺复苏。例如，调度系统可以接收来自现场的实时数据反馈（调度员可以通过视频查看现场心肺复苏质量），这使得调度员可以调整指令以实现更高质量的心肺复苏。我们的理念是，无论现在还是将来，调度员都是急救团队中的重要一员。我们的口号是："我们可以帮助你，你并不孤单。"这样就构建一个心肺复苏团队。

成人电话心肺复苏指令

我已经通知调度员了，跟我说话不会耽误时间的。

按我的指令来做：

如果来电者不理解，可以这样说：

·我们需要帮助心脏再次工作。

（如果来电者询问，请明确告诉他们即将由他们来实施心肺复苏）

让患者仰卧在地板上（如果患者已经在地板上，请确认位置）。

如果来电者不理解，可以这样说：

·把他放平；

- 放在地上；
- 面朝上。

跪到他身边。

如果来电者不理解，可以这样说：

- 跪到地面上；
- 靠近/贴近患者。

把你的一只手放在他的胸部中间，两乳头连线之间，然后把你的另一只手叠放在这只手上方。

如果来电者不理解，可以这样说：

- 胸部中间；
- 两乳头之间；
- 使用手掌底部。

双臂伸直，尽可能用力向下按压，就像给胸腔打气一样。让我们开始：按，按，按，按，1，2，3，4，1，2，3，4，1，2，3，4……继续……大声数数……1，2，3，4，1，2，3，4，1，2，3，4……继续下去！不要停顿。

与来电者一起计数！等来电者开始很自信地计数了，急救调度员停止计数，改为倾听来电者计数。

在心肺复苏培训中，电话心肺复苏很容易模拟，既适用于普通人，也适用于急救调度员。一个人模拟急救调度员，读出标准指令；另一个人模拟救助者(图16)。

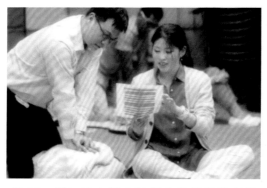

图16　新加坡电话心肺复苏模拟训练现场

实例9:韩国首尔通过调度员辅助心肺复苏提高旁观者心肺复苏率

挑　战

通过实施调度员辅助心肺复苏,提高旁观者心肺复苏率。

关于在院前急救人员到达之前为院外心脏骤停患者提供旁观者心肺复苏,一直存在理论知识与实际操作的脱节,这也是一个挑战。

为了提高旁观者心肺复苏率,首尔在2011年启动了调度员辅助心肺复苏项目。首先,一线调度员先在线接听急救电话,对所有来电者问2个关键问题,判断患者是否存在心脏骤停,然后转给医疗呼叫调度员;医疗呼叫调度员给来电者提供电话心肺复苏指导。实施的有力保证包括:建立调度员辅助心肺复苏注册登记系统,用来监测和反馈信息;每月由医疗主任抽取10%的调度员辅助心肺复苏录音进行审核。通过该项目,增加旁观者心肺复苏率,进而改善患者预后。

成　果

院外心脏骤停患者生存率显著提高,神经功能恢复良好。2011年之前,韩国的旁观者心肺复苏率为6%~9%。到2013年底,韩国的旁观者心肺复苏率增加到46.5%,其中33.3%院外心脏骤停患者在调度员协助下接受了旁观者心肺复苏。在公共场所接受调度员辅助心肺复苏并且出院后神经功能恢复良好的患者数量几乎翻了一番。

实现的最大障碍

心脏骤停由调度中心第一个接电话的调度员(一线调度员)发现,为了启动调度员辅助心肺复苏指导,一线调度员必须将疑似心脏骤停病例的呼叫转给医疗呼叫调度员。因此,提供标准化和简单的院外心脏骤停识别协议并定期举办相应的培训课程非常重要。2011 年，大约只有 1/4 的院外心脏骤停病例被识别出来，还需要继续努力提高识别率。我们每月举行教育培训，报告统计数据，并且向所有的医疗呼叫调度员和一线调度员提供相应的反馈。此外，在家中发生的心脏骤停患者没有明显受益于调度员辅助心肺复苏项目，我们呼吁增强对家庭旁观者的急救培训。

实例10：美国亚利桑那州开展电话心肺复苏

挑　战

提高亚利桑那州电话心肺复苏率，缩短首次胸外按压响应时间。研究证明，电话心肺复苏增加旁观者心肺复苏率，提高院外心脏骤停患者生存率。我们的目标是：增加电话心肺复苏率，缩短三家急救机构从呼救到开始胸外按压的时间。这三家急救机构服务全州2/3的人口。

我们在这些机构实施了一系列措施，包括电话心肺复苏预案、电话心肺复苏培训手册、系统质量改进报告，以及针对个别病例进行反馈。

为了加快对院外心脏骤停的识别，调度员要尽可能快地问这两个问题：①"患者有意识吗？"；②"患者呼吸正常吗？"。因此，现场和网络培训都强调调度员对濒死呼吸的辨识。

成　果

在实施该项目后，电话心肺复苏率从44%提高到62%，首次胸外按压时间从178秒缩短到155秒。9个急救中心的统计数据表明，在急救人员到达现场前，接受旁观者心肺复苏患者的生存率是未接受旁观者心肺复苏患者的1.4～1.6倍。

贯彻实施的最大障碍

执行的最大障碍是让各机构确信"这里存在问题"。当我们提出计划，管理人员会说，他们的机构已经在做电话心肺复苏了。这就意味着他们已经有草案了，并且可以应对疑似院外心脏骤停的呼救电话，而且也没有意识到什么地方需要做出调整。我们强调的是，电话心肺复苏并不是一成不变的，是不断改进、不断进步的。我们专注于在单个机构实行电话心肺复苏的价值。我们听取录音，并出具项目实施前后的报告。这些经过验证的报告将证明在我们的项目实施后，原有流程得到改进，从而吸引当地更多机构与我们合作。

实例11：新加坡开展电话心肺复苏

提出问题

新加坡的院外心脏骤停患者生存率为3%。目前的文献表明,院外心脏骤停患者生存率升高与旁观者心肺复苏率增加有很强的相关性。在新加坡,旁观者心肺复苏率在20%左右,并且徘徊在这个水平很多年。

干　预

我们制订了一个电话心肺复苏计划,在救护车到达现场之前为呼救者提供心肺复苏指导。所有急救调度员都接受培训,以便在电话心肺复苏中指导呼救者。急救中心4名护士协助急救调度员开展工作,他们轮流值班,提供24小时医疗援助。新加坡是一个小国家,只有一个呼叫中心,使得该计划更易实施和简化。

成　果

自该计划实施以来,旁观者心肺复苏率从20%增加到40%。患者自主循环恢复率增加了6%,院外心脏骤停患者生存率和神经功能良好率也明显升高。

质量控制

调度员定期收到关于病例处理的反馈信息,调度护师和医生回顾和审查心脏骤停呼叫记录,以供培训时使用。

挑　战

然而,电话心肺复苏普及仍然存在障碍。有些人因为知识缺乏和恐惧而对电话心肺复苏有抵触情绪。因此,我们开展社区推广活动,对居民进行培训,教他们当遇见有人发生突发心脏骤停时应该采取什么措施。从长远来看,增加旁观者心肺复苏率可以提高院外心脏骤停患者生存率。

实例 12：电话心肺复苏的持续培训和质量改进

2015 年，澳大利亚首都地区急救中心启动了一项计划，旨在提高通过电话识别潜在心脏骤停的可能性，并缩短开始电话心肺复苏的时间（图 17）。该计划提高了对院外心脏骤停识别的准确性，缩短了识别的时间。

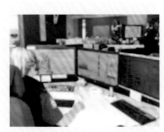

图 17　急救调度员在工作

需要解决的问题

通过电话快速准确地识别院外心脏骤停是具有挑战性的。提高识别率并缩短识别时间可能提高院外心脏骤停患者生存率。

项目描述

在 2015 年之前，澳大利亚首都地区急救中心急救调度员会询问电话呼救者，患者是否"有意识"和"呼吸"，以确定患者是否发生心脏骤停。分析历史呼救电话情况后发现，电话呼救者对"有意识"一词的反应不一致，特别当患者的眼睛呈睁开状态时。如果患者正在进行任何呼吸努力，包括濒死呼吸，电话呼救者可能也会说患者正在呼吸。对于电话呼救者来说，这压力显然太大了，而急救调度员所使用的语言也会影响电话呼救者对问题的理解。

2015 年，澳大利亚首都地区急救中心调整了在每次开始急救呼叫时的提问，目的是提出简单、明确的问题，使得电话呼救者即使处于高压力下也可以清楚地回答"是"或"否"。新的问题是：

1."患者是否清醒并可以说话？"

2."患者呼吸正常吗？"

如果对这些问题的答案都是"不"或"不确定"，那么所有的电话呼救者都将开始接受电话心肺复苏指导。

但在这项工作正式开始之前,急救调度员需要进行广泛的面对面培训。

项目实施以后,澳大利亚首都地区急救中心医护人员从电子健康记录中识别出每个心脏骤停事件进行分析。此外,对每个启动电话心肺复苏的电话呼救病例进行确认和回顾分析。在完成电话心肺复苏之后,急救中心向电话呼救者进行积极反馈,并鼓励他继续提供电话心肺复苏。即使在医务人员到达时并未发现患者发生心脏骤停,传递给施救者的信息也是电话心肺复苏很好,不会伤害患者。"对不需要心肺复苏的人进行心肺复苏,好于不给真正需要的人做心肺复苏。"

"患者是否有意识?"→"患者是否清醒并可以说话?"

"患者有呼吸吗?"→"患者呼吸正常吗?"

结　果

在刚开始实施的13个月内,100%的心脏骤停事件通过电话被识别出来。然而,61%被认为心脏骤停的患者,在医务人员到达时,发现并不是心脏骤停。这些非心脏骤停患者最常见的表现是癫痫发作或药物过量。但这些非心脏骤停患者接受心肺复苏后并没有受到伤害。

此后于2017年又进行了一项研究,以确定这种改善是否可持续。在第二次检查中,澳大利亚首都地区急救中心急救调度员正确识别了98%的心脏骤停患者。遗漏识别的病例是因为急救调度员没有提上述两个关键问题或改变了所问的问题。2017年,75%的电话心肺复苏病例在医务人员抵达时发现并不是心脏骤停,但没有患者因心肺复苏而受到伤害的报道。

在50%的病例中,从调度员接听电话到启动电话心肺复苏的时间小于60秒;不存在超过2分钟的情况。

挑　战

在这个项目实施过程中,我们遇到了几个挑战。首先是改变急救调度员的提问方式，停止使用需要花些时间考虑的"有意识"一词。此外，还强调了"正常"一词在询问呼吸时的重要性。并且，所有电话呼救者会收到来自急救中心关于心脏骤停病例的反馈，这对于急救中心工作人员来说，要求是严格的，但对于维持标准来说却又是至关重要的。尽管如此，假阳性率仍然很高，我们正在继续研究在不降低准确性的前提下，降低假阳性率的方法。

附加的计划

前进的关键挑战是，在面对假阳性时，仍需要急救调度员的支持。我们计划增加反馈意见，但这会对质量管理人员提出越来越高的要求。因此，我们正在审查反馈机制以提高电话心肺复苏的质量和效率。我们还需要考虑为非英语人士和听力受损人士提供额外的支持，以确保整个地区服务水平的一致性。

步骤3：开展高质量心肺复苏及持续培训和质量改进

复苏学院箴言：操作指南不代表实践表现

从心脏骤停到开始心肺复苏的时间可以预示患者的预后，而心肺复苏的质量同样至关重要。自2005年开始对院前急救人员进行高质量心肺复苏培训后，院外心脏骤停患者生存率得到了显著提高。许多患者持续复苏50分钟或60分钟，经过10多次除颤及药物治疗，依然可以存活下来并且神经功能恢复优良。这是因为高质量心肺复苏延缓了死亡的发生，并且为除颤和药物治疗提供了有利的时机，因此能达到更好的治疗效果。

高质量心肺复苏是一种可衡量的技能。完美的心肺复苏是所有复苏的目标。通过模拟假人训练结合真实事件回顾，可以达到高质量心肺复苏的目标。每次心脏骤停抢救之后，都要给相关人员提供救治效果反馈和持续质量改进计划。大多数除颤仪在复苏后允许数据下载，这些数据可用于评估心肺复苏质量。这种近似实时的数据下载也可以使团队配合和质量改进达到最佳效果。

高质量心肺复苏的要素包括：
- 手的位置正确。
- 每分钟按压100～120次。
- 按压深度为2英寸（5～6厘米）。
- 胸廓完全回弹。
- 50∶50的循环比例。
- 每次吹气1秒钟。
- 尽量减少心肺复苏中断（暂停时间不超过10秒）。
- 气管插管和建立静脉通路时，不停止胸外按压。

高质量心肺复苏是高水平的团队表现，它也被称为"复苏之舞""心肺复苏芭蕾"或"职业赛车加油式心肺复苏法"。观察训练有素的救援人员进行高质量心肺复苏就像

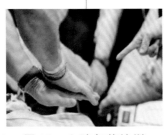

图18　心肺复苏培训

看一个精心编排的舞蹈，队员们轮换角色，尽量减少干扰（图18）。像职业赛车服务团队一样，团队里每个成员都清楚地知道自己该怎么做，并且尽量减少时间和精力的浪费。在现场院前急救人员较少的情况下，责任必须集中。理想状态下，应该确认一个人为"团队队长"，负责把握全局，并在需要时为队员提供指导。

执行目标

·胸外按压时间占抢救时间的90%以上。

·按压频率为100～120次/分钟。

·深度（如果可测量）达5厘米。

·胸廓完全回弹。

·在评估心律前给除颤仪充电。

·电击除颤后应立即进行心肺复苏。

·心肺复苏暂停时间不得超过10秒。

·在气管插管和建立静脉通路时，不应停止心肺复苏。

·每月或每季度进行心脏骤停心肺复苏演练。

实例13：高质量心肺复苏改善金县院前急救的心肺复苏水平

挑战：提高院前急救人员心肺复苏质量

持续质量改进需要解答一个问题——什么是我们认为需要提高和改进的。多年来，我们通过录音和心肺复苏测量装置评估心肺复苏的质量。通过持续的质量改进，识别出心脏骤停急救中的许多不良事件，如胸外按压停顿、按压错误以及在给患者插管时暂停胸外按压等。

1995—2004年，有目击者的室颤心律心脏骤停患者的年生存率在30%～35%。因此，我们于2005年1月修改了心肺复苏方案，以实现以下目标：

· 心肺复苏中断时间不得超过10秒钟。

· 确保按压速度、深度适当，以及有充分的回弹。

· 电击除颤后立即实施心肺复苏。

· 在评估前对除颤仪进行预充电。

· 不要反复连续不间断电击除颤。

· 插管时持续心肺复苏。

· 急救医生与辅助人员都接受急救培训。

· 心肺复苏质量由救护员负责。

· 急救医生负责高级生命支持流程。

结果：生存率显著提高

在新的心肺复苏方案实施后的第一年，院外心脏骤停患者出院生存率显著提高（升高50%）。目前，院外心脏骤停患者生存率始终保持在50%以上（有一年甚至达到62%）。

实践中的最大障碍：需要进行大规模的人员培训

院前急救系统中有2500名紧急医疗救护员，他们需要接受高质量心肺复苏培训。我们的系统中有30个院前急救机构，这是一个巨大的挑战。但是，通过线上指导和线下实训，可以实现对每个院前急救机构的培训。我们还提供了有关心肺复苏的科学研究资料，以及如此重视高质量心肺复苏的原因。当急救人员了解了为什么复苏过程要达到一些要求（如速度、深度、充分的回弹及没有停顿）时，心肺复苏质量自然就会得到提高。我们还向各有关部门及时汇报高质量心肺复苏的实施情况。

实例 14：美国纽约院外心脏骤停面临的大问题

问　题

1994 年，纽约的第一份心脏骤停生存报告发现，有目击者的室颤心律院外心脏骤停患者的生存率为 5.3%。

挑　战

关注院外心脏骤停的救治方案，提高室颤患者的生存率。

改　变

2004—2010 年，针对院外心脏骤停的纽约院前急救系统实施了如下的变改。

- 单纯胸外按压：由纽约消防部门调度员向未接受过训练的旁观者提供胸外按压指令。
- 为所有的消防队员（经过认证的第一响应人）、救护员和急救人员提供心肺复苏培训，重点关注按压频率、深度和充分回弹。
- CO_2 监测确认高级气道放置情况。
- 将血管加压素作为首选的一线药物。
- 对困难气道有备选解决方案。
- 使用骨髓腔穿刺建立血管通路。
- "复苏指挥官"的作用：由院前急救系统官员对所有心脏骤停事件下达复苏指令。
- 避免"连续不间断电击除颤"。
- 必要时对儿童使用成人 AED。
- 应用 AED 对室颤波形进行分析。

结　果

2013 年发表的一项研究表明，纽约院外心脏骤停患者的出院生存率为 16.6%，是 20 年前的 3 倍多（从 5.3% 至 16.6%）。

下一步计划

由研究中心、救护员和急救医生共同确定心肺复苏质量评价标准（按压深度、按压速度、充分回弹、按压循环数、按压中断）。消防局按这个标准来实施心肺复苏。鉴于这些机构的相关人员多达1万人以上，要对他们进行正确的心肺复苏训练，执行质量保证机制，还需要为个体复苏技能提供反馈，这将面临巨大的挑战。虽然纽约消防部门一直在对患者短期的生存状况进行监测，如恢复自主循环，但一些持续存在的问题阻碍了从医院收集这些患者的长期生存状况数据（如出院生存率）。

步骤4：开展快速调度及持续培训和质量改进

复苏学院箴言：快速调度提高生存率：No，no，go（没有意识，没有正常呼吸，就开始心肺复苏）。

通过快速调度，最靠近事发地的车辆可以在几秒钟内发出，并及时快速地向调度员报告具体的医疗紧急情况。即使可以从呼救电话中收集更多的信息，快速调度也同样会进行。如果明显需要更多的资源，就可以快速派出更多的车辆（图19）。

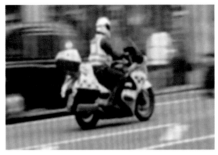

图19　伦敦的快速反应摩托

社区的调度中心/院前急救系统必须有明确的事件/症状清单，以启动快速调度，并仔细测量从第一声电话铃响到开始调度的时间间隔，即"调度时间"。对于严重事件，美国消防协会设定了60秒的时间标准，金县设置的时间标准为短于15秒（通过计算机辅助调度系统），特别是当地址可以自动填充到计算机辅助调度系统时。

触发快速调度的症状：

· 意识丧失；

· 呼吸困难；

· 脑卒中症状；

· 胸痛；

· 癫痫发作；

· 重大创伤；

· 糖尿病低血糖。

一旦接到危急症状呼救，立即启动快速调度。快速调度为社区的伤员和心脏骤停患者争取了宝贵的医疗救治时间，挽救他们的生命。

快速调度在分层响应和单一响应院前急救系统均适用。对于大多数呼叫，调度中心在派出第一辆救护车之前要求得到此次急救事件的完整信息。但是在生死存亡的紧要关头，速度是至关重要的，在这种情况下，流程必须精简。在西雅图和金县，除呼救电话中的关键词或短句外，调度员还必须根据常识判断呼救来电中患者是否有触发快速调度的症状，并及时启动快速响应。在金县，约有30%的院前急救呼叫启动了快速调度。我们相信，快速调度为院前急救节省了最关键的30~60秒。

心肺复苏和除颤每延迟1分钟，院外心脏骤停患者生存率下降约10%。快速调度可以在不增加人员或资源的情况下,使社区院外心脏骤停患者的生存率提高5%～10%。

所有院前急救调度中心都必须有医疗主任授权的操作规程。

医学专业知识是必要的,以提供抵达前指导。在院前急救人员到达前,确定患者病情的危急程度,以及如何迅速派遣急救单元。这些工作需要由院前急救医疗主任来完成,但在许多社区,他们没有参与,这导致患者与院前急救系统之间有脱节现象。

执行目标

·定期审查流程的执行情况。

·在30秒或更短时间内确定是否需要启动快速调度。

·定期向调度员反馈。

·定期对调度员进行全员培训。

以上四个步骤是我们认为最容易实现并可能对社区院外心脏骤停患者生存率产生最大影响的。需重点指出的是,电话心肺复苏、高质量心肺复苏和快速调度需要持续训练和质量改进来维持较高水准。

当然,后续的抢救流程也同样重要。

步骤5：用除颤仪对专业人员心肺复苏进行记录

复苏学院箴言：这不复杂，但也并不容易。

在西雅图和金县，每次心脏骤停都有记录，部分是通过除颤仪实现的，包括逐秒的心律和心肺复苏信息，这些信息与数字录音同步记录。有人担心这些记录可能用于考核和惩罚。其实它只是为了准确地再现事件过程，这些成千上万的声音和心电图记录从未被用于纪律处分。录音与患者的心律相结合，可以使事件过程的回顾更加生动。在连接AED数据时，事件的发生顺序和时间轴变得更加清晰，就可以推断出复苏延迟的原因（例如：狗在吠叫并阻挡施救，要把患者从浴室内移出，氧气罐漏气等）。事后从数字记录中读出按压、通气、心律、除颤的信息也是有用的，但是这些都不能代替语音记录。

一些地区有视频记录方面的经验，其中一个视频通道可以追踪胸外按压的质量。语音记录和心电图记录可以作为质量改进和教学的素材，也可以作为经验与他人分享，争取下一次做得更好。比如在一段记录中，急救医生让救护员停止心肺复苏以便气管插管；但是之后有65秒没有做心肺复苏，急救医生也没有让救护员恢复胸外按压。事后，急救医生回看记录，他都不敢相信心肺复苏和胸外按压停顿了这么久。总结经验，相信他下次应该会做得更好。没有什么比真实的事件更能抓住人们的注意力——当事情进展顺利时，会让人如释重负；当事情不顺利时，会让人畏缩。

执行目标

1.收集和回顾心脏骤停患者的AED数据和语音记录。

2.文件记录事件细节、干预措施和心肺复苏指标。

3.及时向院前急救人员反馈。

步骤6：开展第一响应人（包括警察、保安和其他安保人员）AED 培训

复苏学院箴言：保护和服务，包括拯救生命。

如果公共安全员或其他第一响应人具备心肺复苏技能和接受过 AED 培训，那么有可能提高院外心脏骤停患者的生存率，但其作用有限且不一致。有些地区的警察接受除颤培训后，该地区的院外心脏骤停患者生存率得到显著改善，尤其在明尼苏达州的罗切斯特。

警察除颤计划存在很多问题，比如领导的支持，消防部门和（或）院前急救机构的支持，初始和持续的培训费用，AED 的费用，监督，质量改进，以及与院前急救调度系统的整合或协同。2010年，警察 AED 除颤项目在华盛顿州金县市郊的贝尔维尤和肯特两个区域（每个区域有将近10万名居民）试行，成功挽救了一些患者的生命；我们相信进一步的培训（包括警察和调度员）一定可以带来更大的成功。

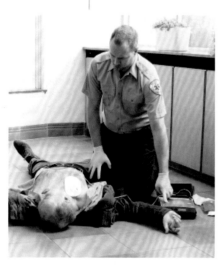

图20　警察在院外心脏骤停发生现场施救

有些关键的经验教训可以帮助其他地区开展警察除颤计划（图20）。警察除颤计划必须得到警察局和院前急救机构的全面支持，每个警察都应到现场参加培训（而不仅仅通过视频或网络培训）。再者，训练指令必须很简单明了："如果患者没有反应，并且没有正常呼吸，请使用 AED。让它分析，然后跟随它的提示操作。"

我们教警察只提供胸外按压；而当警察使用 AED 时，我们不进行语音记录。对警察来说，这样可以减轻压力。警察必须与第一个响应的院前急救单元同时出动。在成功实现警察除颤计划中，这可能是最具有挑战性的问题。在患者急救中，我们的目标是让警察只为真正的心脏骤停事件而出动，这通常需要几秒（或更长

时间）来确认是否发生了心脏骤停（记住：院前急救单元此时已经被快速调度）。调度员在派出警察之前要先确认患者有无发生心脏骤停，而在此时，院前急救人员通常已经快速启动并已经在警察到达之前赶到现场。因此，如何迅速派出警察而又不过度派遣警察，是我们要继续努力的方向。

警察或其他第一响应人的绩效目标：

·回顾所有可能参与的心脏骤停呼叫电话。

·提供反馈，AED是否正确使用，患者的转归。

·确保每年进行AED和徒手心肺复苏培训。

实例 15:华盛顿州金县的警察除颤计划

挑 战

说服华盛顿州金县警察部门为警察提供 AED 设备并培训。目的是让警车可以先于院前急救人员到达心脏骤停的现场。

成 果

警察部门服务人口超过 10 万人。启动这项计划时,我们配备了 20 台 AED(图 21),并在警察部门招募志愿者。该项目提供了内部所有的培训,院前急救医疗主任批准该计划实施并提供书面教材。警察只做单纯的胸外按压,并且没有对复苏进行语音记录。结果,志愿者人数超过预期。在第 1 年,有 12 次心脏骤停事件是警察在院前急救人员之前赶到事件现场的,其中有 4 例患者接受了警察实施的除颤,有 3 例患者存活了下来。

挑 战

本项计划最大的挑战是为每辆警车配置 AED。但是,由于该计划始于警察志愿者,所以问题很快得到了自行解决。因此,到第 1 年年底,我们就筹集到更多的资金为增加的警察志愿者配备 AED。

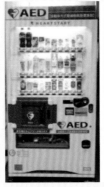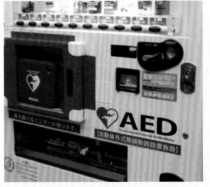

图 21 数百万台 AED 已经放置在各种公共场所,作为 AED 公共接入计划的一部分。在繁忙的机场和火车站,这些 AED 经常被使用。在日本,AED 也被放置在自动售货机上

实例16：缩短墨尔本市急救反应时间和除颤响应时间

　　1995年，墨尔本急救病历记录显示，院外心脏骤停急救反应时间为9.4分钟，50%以上的患者在室颤发生10分钟之后才接受除颤。

　　为了缩短除颤响应时间，尽快开始除颤，墨尔本市于1998年确立紧急医疗反应计划，并进行试点运行。一旦发现疑似院外心脏骤停呼叫，就同时调度维多利亚急救中心的救护车、医护人员和消防员赶赴现场（这些人员均接受过心肺复苏培训，并配备AED）。在计划实施后的12个月内，除颤平均响应时间缩短了1.6分钟（95%CI为1.2～2.0）；在171平方千米范围内，原先救护车抵达现场需耗时7.5分钟，紧急医疗反应计划试行后，救护车抵达现场只需5.9分钟。紧急医疗反应组的室颤患者生存率高于对照组（29% vs 18%）。根据试点的结果，到2000年紧急医疗反应计划已扩展到包括墨尔本在内的47个城市的消防队。在扩展运行的12个月内，第90百分位的院外心脏骤停急救响应时间缩短了1分钟以上，包括消防员对院外心脏骤停呼救的响应时间。

　　2008年，维多利亚急救中心建议将紧急医疗反应计划扩展到国家消防局范围（图22），试点包含墨尔本之外的5个志愿队。在24个月内，第90百分位的院外心脏骤停急救响应时间缩短了4分钟以上。另外5个综合消防队（包括志愿者和职业消防员）也被列入统计范围。2011

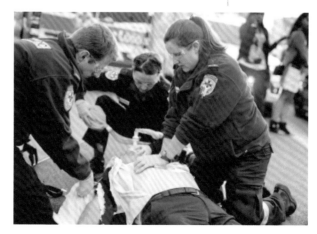

图22　急救响应

年，在试点区内，第90百分位的院外心脏骤停急救响应时间为12.2分钟；而单纯维多利亚急救中心的响应时间为14分钟（不包含警察参与的抢救病例），$P<0.001$，两组比较，存在明显差异。第一次除颤的中位时间比采取改进措施之前缩短了1分钟（10.5分钟vs 11.5分钟）。由消防员进行首次除颤的院外心脏骤停患者生存率为43%，是原先维多利亚急救中心除颤的2倍（原生存率为21%）。

由于紧急医疗反应计划试点成功，所以维多利亚政府在2015年将紧急医疗反应计划推广到所有综合消防队。我们预计，紧急医疗反应计划的进一步推广将极大地缩短院外心脏骤停急救响应时间，提高院外心脏骤停患者生存率。

步骤7：应用智能信息技术推广心肺复苏和公众
　　　　除颤项目

复苏学院箴言：心脏骤停响应需要团队合作。

近些年来，许多创新的试点项目已经证明，在公共场所配置AED并通过智能信息技术通知志愿者事发地点和最近的AED位置，可以明显改善院外心脏骤停患者生存率。志愿者在院前急救人员到达现场之前就开始施救，可以提高院外心脏骤停患者生存率。欧洲一些试点项目证明了该理念的实用性。

即刻响应项目如下：

·在院前急救系统中登记AED信息，并允许公众公开访问。当有电话呼救时，调度中心告知来电者最近的AED的位置。

·志愿者使用智能手机应用程序在心脏骤停报警系统上注册。美国的PulsePoint应用程序就是专门为此开发的。在院前急救人员发出后，应用程序通知附近的志愿者，并可以显示附近AED的位置。目前，美国的院前急救系统仅允许公共场所的心脏骤停事件使用类似系统，这限制了它的广泛应用。

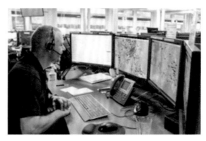

图23　哥本哈根注册有约5100台AED，距离事发地点不到180秒转运距离范围内的AED定位会自动显现在调度员的电脑屏幕上（中间屏幕上的红点）

·志愿者愿意随身携带AED，并且在院前急救人员被派遣到心脏骤停事发现场时，志愿者也同时收到通知。这些志愿者可能是普通市民、医疗志愿者或救生员等。调度中心能够告知呼救者有志愿者已经赶过来了。

绩效目标：

·计算心脏骤停事件中，AED到位的百分比，包括通过公众启动除颤项目或智能信息化系统通知取得AED。

·计算自愿参与即时响应计划的人口百分比。

·计算社区第一响应人从呼叫至到达现场的时间。

·计算由社区第一响应人提供心肺复苏和（或）除颤时的室颤患者生存率。

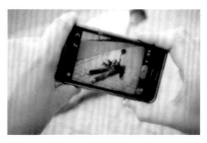

图24　调度员通过实时影像指导旁观者心肺复苏

实例17:你有勇气抢救生命吗

勇 气 行 动 : 调 度 员 辅 助 - 第 一 响 应 人 行 动（Dispatcher-Assisted first REsponder,DARE）

概　要

2014年,新加坡发起调度员辅助-第一响应人行动（图25）,即勇气行动,鼓励更多的人在遇到心脏骤停事件时积极进行心肺复苏及使用AED除颤。

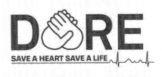

图25　DARE行动的图标

背　景

对于发生室颤的心脏骤停患者,最关键的抢救措施是心肺复苏及除颤,并且AED除颤应该在心脏骤停的最初数分钟内实施。然而,旁观者往往因为缺乏相关的培训,缺乏自信,而不能及时进行心肺复苏和使用AED除颤,导致抢救时机延误。

项目描述

与以往的4小时心肺复苏和AED培训课程不同,DARE行动项目是简化的1小时左右的实践课程,包括视频学习和实操训练。参与者将学习如何拨打急救电话,在医疗调度员的指导下进行心肺复苏和AED除颤。

结　果

自2014年4月本项目启动以来,旁观者心肺复苏率从2013年的42.8%上升到2015年的54.1%,旁观者除颤率从2013年的2.5%上升到2015年的4.1%。这使得乌斯坦因生存率从2013年的15.2%上升到2015年的21.3%,总生存率从2013年的4.2%上升到2015年的5.3%。DARE行动发挥了很大的作用。

挑　战

接下来的挑战是将DARE行动拓展到其他地区,以提高旁观者心肺复苏率及AED使用率。

其他计划

作为国家层面的举措,还有数项行动在进行中,包括 AED 登记、调度员协助心肺复苏及手机呼救软件的开发。其中,通过手机呼救软件可以通知心脏骤停事件周围 400 米范围内的注册者做出响应并尽早开始心肺复苏,以提高院外心脏骤停患者生存率。呼救软件也可提示最近的 AED 位置,还可以通知配备有 AED 的出租车司机。

URL 程序

关于 DARE 行动的更多信息请登录相关网站

http://www. myheart. org. sg / article / heart-safe-singapore/dare-programme/about/682

实例18:医疗专业响应人认证:美国经验

当前,许多智能手机应用软件可以提醒院外心脏骤停患者周边的非专业人士。国际复苏联络委员会和美国心脏协会都已经认识到,这些应用软件可以促使更多的人在专业急救人员到达之前参与抢救,增加旁观者心肺复苏率,缩短除颤时间。目前,该策略的执行大多局限于非睡眠时间和公共场所发生的心脏骤停事件。因此,大概只有10%的心脏骤停患者可以从中获益。GoodSAM、HeartRunner以及欧洲和亚洲的一些应用软件正在评估改进公共场所和私人场所发生紧急事件的通知方式,以增加潜在的受益人群。

医疗专业响应人项目是由美国率先提出的一种新策略,通过智能手机应用软件,招募不在岗的医疗专业响应人自愿参与全天候、公共场所、私人场所的心脏骤停患者抢救。该项目为每位专业响应人配备专用的AED。该策略可能克服发生院外心脏骤停位置的限制,拓展旁观者参与抢救的时间和范围。医疗专业资格是该项目实施的必要条件,使得志愿者群体有专业能力对社区内发生的心脏骤停做出响应,提供心肺复苏和除颤。

目 标

调查未实行此项目地区的健康部门对此项目的兴趣。最初的调研只针对医疗专业人士、公共安全专业人员和志愿者。最初的调查结果显示,83.3%的受访者对此感兴趣,这其中89.3%的受访者愿意在公共场所和私人场所对心脏骤停患者抢救做出响应。

实施计划

2017 年,有 5 个高效率的地区参与了此项目,共有 550 名经过资格认证的志愿者注册报名并配备了专用的 AED,覆盖面达 700 平方千米,超过 120 万人口。

效果评估

相关数据正在收集。

实例19：超级简单——华盛顿州金县心脏重启活动

挑　战

有充分的证据表明，当发生心脏骤停事件时，快速启用AED可以挽救生命，但是要鼓励居民和企业购买AED并在院前急救机构注册是具有挑战性的。华盛顿州金县“超级简单——华盛顿州金县心脏重启活动”是一个媒体宣传活动，目的是与商界领袖和大型企业/组织合作，提高民众AED意识，说服企业和大型组织为他们的工作场所/商场购买AED，并将这些AED信息登记在金县院前急救机构。通过这项活动，促进各地区增加AED数量，提高定位和使用AED的能力，并加强AED注册登记。有了AED登记信息，当有人拨打呼救电话时，急救中心调度员就可以告诉他最近的AED位置。

结　果

“超级简单——华盛顿州金县心脏重启活动”于2012年6月推出，并设计了专门的图标（图26）和宣传语，建立新的网页，进行媒体报道，参与高知名度的体育赛事，通过各种渠道向公众宣传。已注册的AED均有一个非常明显的标签——“I am registered”（我已注册），以帮助地区定位未注册的AED。消防部门鼓励消防检查员将查明未注册的AED作为例行检查工作之一。该活动在金县进行了多渠道的宣传，包括13个新闻报道、8个实时通讯报道，最初的3个月内在Vimeo上有550个Prezi视频，网站在第1年内有22136次浏览量，并且在6月份（活动启动1个月内）就有3348次浏览量。在活动开始后的几个月内，有70个不同的企业注册了256台新的AED。目前，金县公众启动除颤登记处登记有3000余台AED。

SHOCKINGLYSIMPLE
RESTART A HEART

图26　“超级简单——华盛顿州金县心脏重启活动”图标

执行的最大障碍

公众宣传活动可能代价高昂,难以维持。媒体宣传的成本很高,因此,我们试图通过举办有意思的媒体活动来获得尽可能多的关注。进行这些活动需要大量的人力,并且要鼓励志愿者参与。

实例20:挪威每年可以多拯救200名心脏骤停患者

在心肺复苏和急救培训方面,挪威不仅有着悠久的传统,而且挪威的旁观者心肺复苏率很高。但是,在比较挪威和丹麦的全国院外心脏骤停登记信息时发现,尽管两国的院外心脏骤停患者生存率都高于15%,但在人口基数相似的情况下,丹麦比挪威每年多拯救200多名院外心脏骤停患者。对于这种明显差异的解释是,丹麦尝试复苏的比例更高,为700人/100万人口,而挪威约为500人/100万人口。

挪威卫生部长对这些调查结果很感兴趣,并于2017年2月与挪度基金会在乌斯坦因修道院共同举办了为期一天的研讨会,来自挪威所有相关急救医学组织的30多名利益攸关方代表参加了该研讨会(图27)。研讨会同意启动一项以心肺复苏培训为重点的国家计划(终身学习),改善旁观者与急救调度中心之间的沟通,在系统改进中增加对额外资源(如:第一响应人)以及国家心脏骤停注册登记系统的使用。

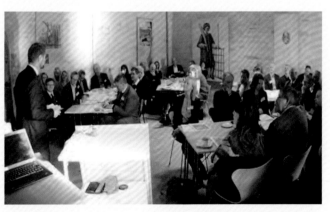

图27 挪威卫生部长Bent Høie在乌斯坦因修道院主持全国共识研讨会

到2018年4月,有20多个组织积极参与了该项目,包括公共和私人合作伙伴,以及相关的非政府组织。新的措施包括逐步对所有在校学生进行急救和心肺复苏培训,进行国家AED注册及开发智能手机应用程序。智能手机应用程序可自动将呼救者的GPS位置传送到调度中心,从而节约救护车派送时间和开始电话心肺复苏时间。

该活动的资金大部分由挪威最大保险公司所有者——Gjensidige基金会慷慨捐助,金额超过600万欧元。该活动由挪威卫生部负责协调,并有战略性文件和咨询委员会的支持。

未来计划

这项活动旨在根据终身学习的目标,对高中生、医护人员和少数族裔群体进行更系统的培训。还有一些措施是鼓励和支持旁观者对院外心脏骤停患者进行心肺复苏。这项活动也可以扩展到其他时间紧迫事件(如脑卒中、心肌梗死和严重创伤等)的救治,以提高患者生存率,减少机体的伤害。

实例21:通过授权第一响应人来改善比利时院外心脏骤停患者预后

　　首先,我们调查了比利时公众AED的位置,24小时/7天(全天候,每天24小时,每周7天)可用性和维护情况。其次,我们验证了加强生存链的应用程序的可行性。目前正是在比利时及时部署AED的正确时机,全国性的公众培训计划并不能整合旁观者驱动的公众AED战略。因此,我们小组制订了四项支柱计划(图28)。

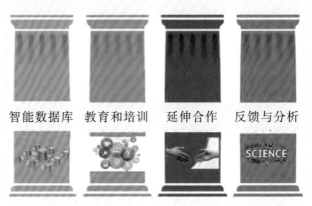

智能数据库　教育和培训　延伸合作　反馈与分析

图28　改善比利时院外心脏骤停患者预后的四大支柱计划

目　标

　　欧洲复苏委员会2015年指南强调了加强急救中心调度员与旁观者相互作用的重要性,因为旁观者可以第一时间提供心肺复苏和AED除颤。我们的研究小组分析了将这些要素组合在一起应用的可能性,以便提高比利时院外心脏骤停患者生存率。

方　法

　　我们调查了2010—2015年移动急救小组的数据表,以了解在急救小组抵达之前的公众启动除颤情况。我们对MoH维护的AED数据库进行了一次结构化的电话调查,主要询问三个关键问题:公众AED的当前位置,

24小时/7天可用性,以及是否有维护证书。

其次,我们用改进的德尔菲方法来系统调查 5 个主要利益相关方,包括旁观者、院前急救机构、政府、急救调度中心和患者,以确定针对社区急救人员的商业警报系统的可行性,及其基本组成部分。数据的绘制应用了 Tableau 9.1.2 软件。

结 果

每年平均有 10924 例院外心脏骤停患者,其生存率为 7%。在救护车抵达前,只有 0.4% 的院外心脏骤停患者被旁观者使用 AED 进行除颤。我们注意到,农村地区的 AED 覆盖范围有限。此外,我们还对 570 个公众 AED (10.1%)进行了电话调查,结果只有 361 个公众 AED (63.0%)的地址与官方注册的数据相符合,20.4% 的公众 AED 是 24 小时/7 天可用的。同样重要的是,我们发现公众 AED 的可用性主要与商业机构或其他专用机构开放时间相关。367 个公众 AED(88.2%)已与销售公司签署维护合同。

社区第一响应人商业警报系统的基本组成包括公众 AED 数据库、志愿者数据库以及用于调度和指导的通信系统。目前,比利时还没有这样的系统。但是,比利时的急救调度中心是开放兼容的,公众迫切希望采用创新的方法以获取 AED。

结 论

近来,比利时医疗保健知识中心发布了一份关于旁观者使用 AED 的报道。我们强调了比利时关于公众 AED 信息的缺乏,包括公众 AED 的位置信息、24 小时/7 天可用性、维护状态及其使用情况。这导致比利时在心脏骤停急救应用程序的开发和启动方面明显落后。在救护车到来前,公众 AED 的使用率仍然很低。生存链中的这个薄弱环节需要加强。

前进的道路

未来的发展方向包括基于四大支柱的全国性计划：①用于登记公众 AED 和志愿者信息的智能数据库；②协调恢复继续教育和培训；③市民与院前急救的延伸合作；④通过科学分析，持续改进质量和反馈。

步骤8:在学校与社区进行强制性心肺复苏和 AED培训

复苏学院箴言:拯救心脏骤停患者是一项系统性工作 (包括孩子)

许多年来,心肺复苏和AED强制性培训都是挪威学校课程的一部分,在丹麦也实行了10年。在美国,有27个州颁布了强制性的高中学生接受心肺复苏/AED培训的法律。这是迈出的正确的一步。我们必须使地区内所有成年人接受心肺复苏培训,了解并学会使用AED。心肺复苏普及的地区,心脏骤停患者的生存率会提高1倍。如何实现普及工作是当前所面临的挑战。由于院外心脏骤停可以发生在任何地方,为了实现在社区内的每个地方都可以实施心肺复苏,任何与公众接触的人都必须接受心肺复苏培训。简单的课程旨在提供在工作场所进行心肺复苏和AED除颤的基本知识,其中许多是在线的或基于智能手机的。还有一些课程是为家庭环境中非专业人士开设的。

韩国首尔曾与挪度医疗公司联合开发了一种新的培训项目,由调度员指导家中旁观者进行心肺复苏(称为调度员协助的基础生命支持),并于2015年在四个有200万人口的城市试点运行(家庭教育和复苏结果研究)。调度员协助的基础生命支持培训除基本生命支持课程外,还包括电话心肺复苏等。这是基于一个1小时视频的培训计划,针对潜在的家庭旁观者,尤其是妇女和老年人。

绩效目标

·高中生在毕业前要100%接受心肺复苏培训。
·公共雇员要100%接受心肺复苏培训。

实例22：杭州市开始在公共场所配置AED

众所周知，如果早期实施心肺复苏和除颤，心脏骤停患者生存率会大幅度提高。在中国，心脏骤停院前急救的生存率还不到1%，旁观者心肺复苏和旁观者除颤的比例很低。杭州市人民政府已经认识到进一步健全医疗急救体系的重要性，加大了AED的配置和推广工作。特别是借助举办G20峰会、世界短池游泳锦标赛和2022年亚运会等各项大型活动的优势，在全市逐步推广AED配置(图29)。

据相关部门统计，杭州市近3年内共配置各类AED 265台，AED的来源主要有捐赠、财政拨款及自行购买等，其中社会捐赠约占2/3，财政投入约占1/5，红十字会提供约占1/10。

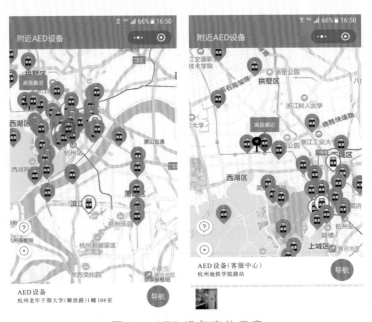

图29　AED设备定位示意

2018年4月18日下午2点29分，杭州火车东站二层候车大厅11A检票口附近，一名来杭实习的大学生在排队上车时突然脸色发青，倒地不起，心跳呼吸骤停。东站值班站长杨某马上和同事一起为该患者进行持续心肺复苏，同时第一时间取来放置在10米开外服务台的AED，将AED的两片贴片分别贴在患者的右侧肩胛骨下方和左侧腰部进行分析除颤（图30）。很快，有四五位医生旅客赶到现场协助救治。经过大家合力心肺复苏和两次AED除颤，五六分钟后患者的心跳恢复了，紧接着呼吸也恢复了。随后，急救医生将患者送到医院进一步抢救。

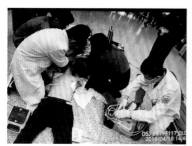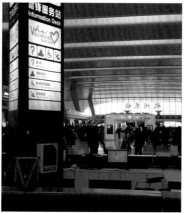

图30　施救现场

当前，AED的配置与使用还存在一些困难和问题，如AED配备数量不够、采购资金来源不明确、管理职责不明确、公众不会使用以及公众使用时存在顾虑等。为了能提高院外心脏骤停患者的抢救成功率，应进一步增加AED配置数量，加强公众培训，并争取相关法律和政策的支持。

实例23：到2020年英国有500万人接受心肺复苏培训

到2017年底，英国65%以上的中学加入了英国心脏基金会的国家救生员计划，并且收到了免费的呼叫推送急救工具包，可以供一个班级的学生同时学习心肺复苏。该计划自2014年10月实施以来，已有200多万名在校学生接受了这种DVD引导下的心肺复苏培训。通过这个影响深远的计划，年轻人表示有信心在紧急情况下帮助他人。2016年5月，南伦敦的在校学生萨拉·萨拉米在家中挽救了她父亲的生命。萨拉几周前在学校学过心肺复苏，她发现父亲有心脏骤停的征兆，于是拨打了急救电话并进行了10分钟心肺复苏直至救护车到达。

实施的最大障碍

在英国的中学，心肺复苏培训不是强制性的，所以需要教师、学生和家长积极参与。同时，继续宣传进行强制性心肺复苏培训的必要性。

英国心脏基金会还支持合作伙伴为其员工在工作场所进行心肺复苏培训。有个合作伙伴抓住了这个机会，在10天内为1.6万名员工提供了心肺复苏培训，结果挽救了11条生命。英国心脏基金会还提供部分资金支持AED计划，帮助英国社区购买公众AED，还包括免费的呼叫推送急救工具包，用于社区成员心肺复苏培训，以加强生存链。

英国心脏基金会制定了一个大目标，到2020年要培训500万人。由于学校、职场和社区培训的广泛开展，到2017年10月，受训人数已超过300万人。

除成功的宣传活动外，英国心脏基金会还投资参与了一个项目，以确保学校每年继续对学生进行心肺复苏培训。活动包括在2017年欧洲心脏重启日，英国心脏基金会与英国红十字会、圣约翰救伤会、大不列颠红十字会以及英国所有急救服务信托基金合作，提供资源，让 19.5 万名学生在欧洲心脏重启日接受心肺复苏培训（图 31）。

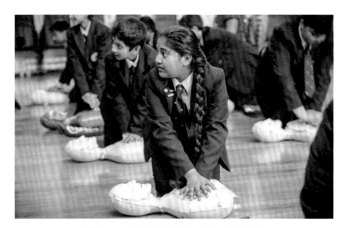

图 31　学生接受心肺复苏培训

实例24：学校心肺复苏培训正在迅猛发展

欧洲已经有5个国家出台法规，要求在学校开展心肺复苏培训，还有16个国家也建议这样做。

美国心脏协会正在努力通过州法律，以确保所有学生在高中毕业之前都接受能挽救生命的心肺复苏培训。到2017年底，已有38个州通过立法推行学校心肺复苏培训，每年有超过200万学生接受学校心肺复苏培训（图32）。

立法
比利时
丹麦
法国
意大利
葡萄牙

·绿头发儿童的国家有心肺复苏培训教育立法。
·黄头发儿童的国家提倡对儿童进行心肺复苏培训

提倡
塞浦路斯
捷克
德国
匈牙利
卢森堡
马耳他
荷兰
挪威
波兰
罗马尼亚
俄罗斯
塞尔维亚
斯洛文尼亚
瑞士
土耳其
英国

图32　学校心肺复苏培训

实例 25：日本院前急救系统在重大体育赛事中的表现

马拉松

东京马拉松比赛中,日本院前急救系统通过组织良好的赛事保障工作(图 33),使心脏骤停患者生存率达到了令人惊讶的高水平。在过去 8 年内,共发生 37 例心脏骤停事件;在全程马拉松比赛中,院外心脏骤停的发生率为 2/10 万;在半程马拉松比赛中,院外心脏骤停的发生率为 2.5/10 万。其中,20 例给予除颤,17 例未给予除颤。在除颤情况下,患者 1 月生存率为 95%(19/20 例),且幸存者神经功能评分均为 CPC 1～2 级。在无 AED 除颤的情况下,生存率为 47.1%(8/17 例)。旁观者同时进行心肺复苏和 AED 除颤,与旁观者仅进行心肺复苏而无 AED 除颤,这两种抢救方式的患者生存率在统计学上存在显著性差异(95.0% vs. 47.1%;$P < 0.05$)。

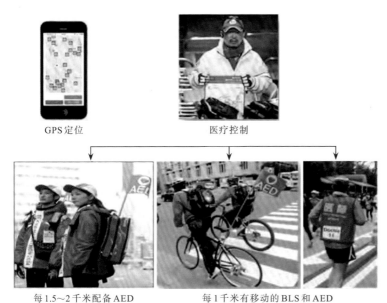

GPS 定位　　　　　医疗控制

每 1.5～2 千米配备 AED　　　每 1 千米有移动的 BLS 和 AED

图 33　东京马拉松医疗支持系统
目标:1 分钟内实施心肺复苏,3 分钟内除颤

2020 年东京奥运会筹备工作

2020 年东京奥运会和残奥会对医疗紧急情况的应对规划正在顺利进行中。日本 AED 基金会开展"心脏骤停零死亡运动"，目的是在任何体育赛事中不发生因心脏骤停而导致的死亡。重点关注既往心脏骤停发生频率较高的高危运动，如马拉松、游泳、足球、棒球、体操、高尔夫、篮球、空手道、柔道、剑道等。院前急救机构与各体育协会密切合作进行规划。

该计划将培训 8 万余名掌握初级生命支持和 AED 技能的志愿者，作为体育医疗保障系统的一部分。心肺复苏培训将使用"心肺复苏课堂"系统，该系统被证明是节约成本和节省时间的一种方法，可以培训大量能够实施高质量心肺复苏的人员。

实例 26:新西兰圣约翰救伤会经验

新西兰圣约翰救伤会覆盖人口超过 400 万人,每年参加 4000 多次心脏骤停救治。2013 年,新西兰圣约翰院外心脏骤停注册登记开始实行,使圣约翰首次有能力收集数据并最终报告院外心脏骤停患者的救治结果。

挑　战

技术数据报告的困难在于制作一份报告,向专家和业内人士解释心脏骤停的预后。该报告还必须具有吸引力,能够引起我们自己的员工、主要利益相关方和公众的兴趣。此外,由于目的是建立责任心,所以圣约翰救伤会需要将我们的结果与其他类似机构的结果进行比较。

干　预

通过整合信息图表,使报告对广大读者具有吸引力和可读性,让读者关注关键成果(图 34)。通过与国际合作者的交流,获取他们的数据,并与圣约翰自己的数据进行对比,来达到提高责任心的要求。此外,与公共领域已有的结果进行比较。这种并列的问责制虽然在某些情况下并不完全一致,但可以为持续质量改进提供方向和动力。

结　果

2014 年,圣约翰救伤会发布了第一份“院外心脏骤停注册登记处年度报告”。除报告之外,圣约翰救伤会还制作了海报并进行媒体发布,突出了圣约翰救伤会做得好的方面和可以改进的方面。这获得了员工、主要利益相关者和公众的一致好评。最近,其他服务部门也在自己的报告中应用图表进行汇报。

其他计划

推进重点是在报告中进一步改进信息图表,并在年度报告中整合10个步骤,以促进目标导向的责任制。

圣约翰院外心脏骤停注册登记处年报可通过以下链接公开获取: http://www.stjohn.org.nz/News--Info/Our-Performance/Cardiac-Arrest-Annual-Report/.

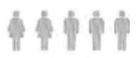

每天5人

60%

新西兰每年约发生2000例院外心脏骤停,其中32%为女性,68%为男性

其中60%的院外心脏骤停患者得到了旁观者心肺复苏

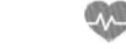

6%

在圣约翰,市区的救护车到达中位时间为7分钟,郊区为11分钟

6%的院外心脏骤停患者得到了AED除颤

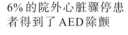

70%

29%

其中70%的事件得到了新西兰消防系统的协助

29%的患者到达医院时已恢复自主心律

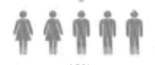

16%

16%的患者存活出院

图34 执行摘要

步骤9：努力实现问责制——向政府提交年度报告

复苏学院箴言：分享知识。

责任心的最好体现方式是每年向地区提交一份院前急救年度绩效报告。为了提高医疗质量，我们希望建立一个信息透明的系统，在保护患者隐私的前提下分享心脏骤停抢救病历。但是这种激进的想法无疑会引起院前急救负责人的关注，为什么要收集心脏骤停数据并在同级别地区间进行比较？应该让院前急救负责人明白，分享如此重要的信息是一种负责任的方式。如果结果是积极的，这些信息可以促进体系进一步发展；如果结果是消极的，那么就应该利用这些信息来刺激利益相关者（包括地区领导人和政府官员等）投入人力、财力，对系统进行整改。

绩效目标

发布内部或外部的年度报告，包括心脏骤停患者的主要指标、响应因素及项目特征。

报告卡中的关键内容可包括以下内容：

a. 总人口；

b. 心脏骤停患者总数；

c. 乌斯坦因生存率（目击室颤患者的出院存活率）；

d. 所有类型心律失常患者的生存率；

e. 有目击者的心脏骤停的百分比；

f. 接受旁观者心肺复苏的百分比；

g. 在旁观者实施心肺复苏中，有调度员指导的百分比；

h. 在院前急救系统注册的公众AED；

i. 在院前急救人员到达之前，应用公众AED的心脏骤停患者人数；

j. 在院前急救人员到达之前，接受第一响应人或警察响应的患者人数，接受除颤的患者人数。

步骤10:努力营造卓越文化

复苏学院箴言:每一个室颤患者都可以活下来。

营造和培育卓越文化也许是最困难的一步。那么,卓越文化是什么?急救体系中几乎所有成员都意识到,所谓急救服务的高标准,就是群众的高期望值和团队的优异表现。它需要坚定愿景的领导力,真抓实干的执行力,最好行政和医疗主任共同开展工作。他们需要定期召开会议(比如每周),管理和规划院前急救项目的方方面面,并制订长期计划来营造和保持卓越文化。许多人认为营造卓越文化是极具挑战性的,然而,卓越文化尽管很难定义或衡量,但它却是区分优秀系统和平庸系统的一个关键要素。

行政领导和医务领导必须共同努力,以加强培训和继续教育工作,不断提高医疗急救水平。卓越文化也需要扩展到院前急救系统的每个人,当院前急救成员感受到真诚的、使命驱动的领导力,而不是停留在口头的号召时,他们会认同营造积极文化,并为此做出贡献。

卓越文化可以在任何组织架构中实现,但我们相信当基于医疗架构时,它更易实现。这种医疗架构是什么样的?这种架构中,医疗主任在决策和监督医疗质量方面发挥主导作用,医疗主任负责以下七个方面:

- ·调度员、急救医生和救护员的操作流程;
- ·线上和线下的医疗监督;
- ·基于循证医学的实践;
- ·持续的质量改进;
- ·培训和继续教育;
- ·管理政策;
- ·医学专业知识。

医疗主任还有第八个可选的职责——进行科学研究。持续科学研究可以创造新的理念和技术,为全世界院前急救事业做出贡献。这些研究不一定是随机临床试验或在医学期刊上发表论文,小规模的研究项目也可以做出贡献。与员工分享调查结果也是有益的,有助于员工们获得自豪感。

卓越文化也需要持续质量改进。医疗主任在行政主任的支持下,负责监督质量改进。卓越文化的理念是:我们都在做自我评价,以便我们做得更好。医疗质量改进涉及院前急救的各个方面。持续质量改进要基于心脏骤停注册登记数据。假如没有质量改进,那心脏骤停注册登记数据只是事件的简单罗列。有了质量改进,心脏骤停注册登记数据就可以成为改善院外心脏骤停患者生存率的基石。

质量改进可以发生在宏观制度层面和微观操作层面,甚至每一个复苏病例。在系统层面,质量改进可以决定患者生存率。从微观层面来看,质量改进可以细化到系统每一个救治环节:

· 开始心肺复苏的平均时间是多少?

· 开始除颤时间是多少?

· 旁观者心肺复苏百分比是多少?

· 电话心肺复苏百分比是多少?

· 发出心肺复苏指导的平均时间是多少?

生存链中的每个环节都可以更加完善;进步的程度受资源和心脏骤停登记数据准确性的限制。院前急救系统绝不能自满,需要持续质量改进,进步永无止境。

提高急救医生、救护员和调度员的技能是实现卓越文化的另一个途径。可以通过培训、继续教育和实际操作来提高技能。在西雅图和金县,急救医生每年都需要完成12次气管插管及36次静脉通路建立,以保持技术的熟练度。人员配备直接关系到抢救能否成功实施。在院前急救计划中,有各层次的人员配备,金县利用分层响应系统,只将高级急救人员派到发出最严重电话呼救的现场。因此,他们能够去实施高水平的抢救,如气管插管。而在其他系统中,高级急救人员被派到所有的事发现场。在这种模式下,高级急救人员需要应对多种多样的情况,应对各种情况的能力可以得到提高。然而,不论其呼救的严重程度如何，随机派出高级急救人员，其结果可能是任何一名高级急救人员执行关键技能并提升技能熟练程度的机会减少。上述两种方法都分别有人支持或反对。医疗主任的职责是了解各种人员配备方式的优缺点，并帮助该地区设计最佳方案。

急救调度员也是院前急救的团队成员，他们负责调度和启动电话心肺复苏。急救调度员的调度训练和技能考核与高质量心肺复苏和除颤同样重要。训练有素的急救调度员加上电话心肺复苏指导，可以提高患者生存的可能性。

绩效目标

1. 每月召开一次管理会议。

2. 与运营商和医疗主任共同分析数据。

3. 运用数据改进培训和操作规程。

"如果我们认为每年有4~6名公民本应该从火灾中被救出，但实际却没有，我们就应该逐步重建我们的部门。同样地，当我们知道有别的方法可以多拯救4~6名心脏骤停患者时，我们是否还要采取原来的措施？无论是在火灾中死亡的人，还是在家中因心脏骤停而死亡的人，都是同样的悲剧事件，那么我们为什么不多花点精力来挽救这些患者呢？"

——罗斯·麦考莲，急救与培训部主任助理

华盛顿东皮尔斯消防救援队

实例27:令人印象深刻的生存率增长

　　图35显示了西雅图、丹麦、首尔的院外心脏骤停患者生存率。从2006年至2014—2016年,这些地区的院前急救系统在各自区域内都是领先的。这三个院前急救系统都是全球复苏联盟的创始成员,致力于最佳的院前急救实践,以提高患者生存率。

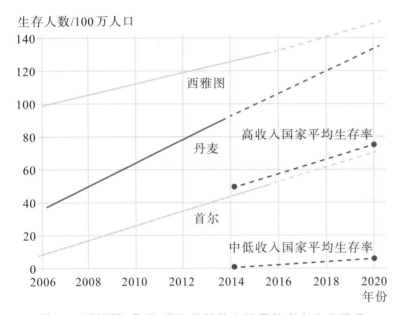

图35　西雅图、丹麦、首尔的院外心脏骤停患者生存情况

　　10年间,首尔的院外心脏骤停患者生存率增长了2倍,丹麦的院外心脏骤停患者生存率增长了3倍。虚线表示,如果继续按这个趋势到2020年,这些地区的院外心脏骤停患者生存率还会再增长50%。

　　几项研究表明,高收入国家院外心脏骤停患者的生存情况可能与首尔基本相似,约为50/100万人口。假设这些院前急救系采取全球复苏联盟推荐的这10个步骤,生存率再增长50%,那么院外心脏骤停患者生存情况到2020年会达到75/100万人口。全球复苏联盟的目标是每年额外拯救3.5万名院外心脏骤停患者的生命。

　　在中低收入国家(人口数占全球人口数的82%)，很少有目击者接受过心肺复苏培训，调度系统不完善，急救人员可能不够专业，到达现场的时间可能会很迟，上述几方面原因导致院外心脏骤停患者生存状况可能低于1/100万人口。通过部分实施全球复苏联盟的10个步骤，到2020年，院外心脏骤停患者生存率可能增长到6/100万人口，每年将额外挽救3.5万名院外心脏骤停患者的生命。

第四部分　实现目标的10项行动

引用一个谚语："好主意一毛钱一打。"如果没有成功的实施，好主意只会在藤上枯萎。乌斯坦因生存公式强调了当地执行的重要性。然而，完全贯彻执行是困难的。生存链隐喻包含有助于生存的重

工具包：

CARES工具包；

地区基金会；

地区公众启动除颤工具包；

调度员指导心肺复苏工具包；

生命终结工具包；

高质量心肺复苏工具包；

警察除颤工具包；

地区心肺复苏工具包。

要概念，但在特定地区建立突发心脏骤停生存链需要了解特定地区的优势和局限性。每个地区拥有独特的运作流程、项目和人员，每个人都有自己的工作方式、价值观、态度、做事准则和礼仪。在提出新方案或政策时，应该始终关注社会环境因素。

在执行任何项目之前，必须了解项目的范围和详细内容。复苏学院工具包是为提供这些信息而开发的。它们是地区建立各种项目的指南，但即使使用工具包，地方的贯彻执行也仍具有挑战性。成功的关键通常在于地方一级，必须动员地区资源，集中精力解决具体执行上的困难与挑战。

我们注意到有的地区很难决定应该实施什么样的项目或计

深思熟虑的实施方案将促进有意义的改变。

划。我们认为，必须将更多的注意力集中在制定决策、贯彻执行以及调动当地资源上。因此，第四部分试图解决

"如何成功执行"这个难题。

地区如何成功地实施复苏研究项目？这个问题在国家层面也越来越受到重视——美国心脏协会在2011年发表了一项共识声明，标题为"改善美国院外心脏骤停后患者生存率的实施策略"。为什么地区A接受这些建议并改变了他们的系统；而相同的信息对地区B的复苏情况却没有什么改善作用？原因是什么？最终的答案是难以确定的，可能有多方面的影响因素。也许是个人魅力，也许是领导者的能力，也许是互补的性格，也许是立法授权（出资或者不出资）。资源是否充足？一个出色的领导者通常可以成为变革的催化剂，但这样的人相对较少，而且当这个人离开或退休时，变革往往会停止。深思熟虑的实施方案将促进有意义的变革。

当您努力实现成功和持久的方案改进时，以下行动将有助于改进方案，可能对您部分或全部有用：

复苏项目成功实施的行动

1. 选择要实现的项目。
2. 组成团队或指导委员会。
3. 决定如何在本地区实现。
4. 设定具体的目标。
5. 获得管理机构内人员支持。
6. 确立绩效标准。
7. 制订一个试点计划。
8. 机构内部加强沟通。
9. 与公众及院前急救人员加强沟通。
10. 关怀、宣传、倡导。

1. 选择要实现的项目

首先，应把力量集中在最易实现的核心部分，或最可能达到显著成效的地方。但如何选择，首先实施哪个项目呢？心脏骤停注册登记是强制性的，如果您的国家或州没有注册登记机构，那么您可以自己建立注册表。虽然它不能进行跨地区比较,但随着时间的推移,可以追踪生存率改变和其他变量。

　　下一步是确定最适合本地区的项目,可给予这些项目一个影响因子,然后进行权衡。这种方法有一定的主观性,但能用一种建设性的方式来思考哪些项目可能是最适合的。表4列出了六个项目,每个项目都与生存率、实施难度和成本有关,并有一个分值。每个地区都应该考虑自己的特殊性,然后进行选择。尽管我们对生存影响的"分值"存在争议,但我们试图证明电话心肺复苏、高质量心肺复苏和快速调度相对于其他干预措施更加重要。

表 4　典型的程序成本、挑战和影响

程序	成本	执行中的挑战	生存率
电话心肺复苏	小	小	大
高质量心肺复苏	小	小	大
快速调度	小	小	大
过程记录	中	小	中
警察除颤	大	大	小
心肺复苏/AED强制培训	中	中	中

2.组建团队或指导委员会

　　团队或指导委员会是否有用,取决于你选择的项目。小型集中的项目(如开始快速调度)可能不需要大型指导委员会;而涉及多个团体或机构的大项目,需要指导委员会给予支持、指导和帮助。我们认为,团队拥有共同目标和愿景往往是成功的秘诀。这种愿景可以是简单的,如改善院外心脏骤停患者生存率。团队或指导委员会(或你使用的其他任何词语)最好由以下人员领导或共同领导:院前急救行政主任(或消防主管、院前急救主管);医疗主任及调度主管组成的核心团队;人员培训主管;质量改进主管(如果有);本地医院的代表(或当地医院协会);最好有政府官员(市长或议会成员);市民。这个核心小组可能是临时的,也可能是正式的(换而言之,是由市长或理事会正式任命的),并需要一个有热情、有决心的人来推动此项倡议。这个人必须对董事会负责,让每个人都能完成任务,并保持前进的势头。工作人员应被视为代表指导委员会的现场协调员。

3.决定如何在本地区实现

每个项目都要根据本地情况及自身优势进行定制,没有固定的模式。明尼苏达州罗切斯特的院前急救系统,与华盛顿州西雅图和金县的院前急救系统完全不同。然而,两个系统的患者生存率都很高,证明系统不是唯一的。每个院前急救负责人都必须根据本地的情况制订战略计划并组织实施。由于利益相关者的动机不同、系统结构不同,所以每个项目实施会面临不同的挑战。例如:在某一个地区,由于领导和后勤保障力量强大,所以警察对心脏骤停的响应非常迅速;而在另一个地区,这样的项目可能面临挑战。我们建议负责规划的团队针对每个地区的不同实际情况进行讨论,然后决定项目实施的重点。我们希望所有地区共同努力,达到最高的院外心脏骤停患者生存率。但这是一个长期的过程,必须经过精心的、战略性的规划,才能取得长久成功。

4.设定具体目标

必须设立一个规划小组,他们需要考虑地区的特点和地区可以承受的变化速度。没有一个系统能在一夜之间变好,可以把容易实现的或性价比高的目标排在前面。进展可能是缓慢且反复的(一步一个脚印),在计划制订上下的功夫越多,成功的概率越大。小部分目标越早实现,越有助于激励其他人尽早加入进来。一个地方走上改进的道路,往往就会一直持续下去。

每一个阶段的计划都要有一个阶段目标。尽可能提供明确的目标值,包括时间表,比如"3月1日前完成对院前急救机构的培训"。如果有可能,与领导者和一线员工分享这些目标,以保证项目顺利实施并激发员工积极性。如果项目进展缓慢,就要重新评估并邀请其他人就完善计划提出意见和建议,这本身应该作为项目实施的一部分。

5.获得管理机构内人员认同和支持

如果没有管理机构内人员的认同和支持,就不可能取得很大成就。领导人必须发出和分享他们的愿景,强调方案的重要性。改变是非常困难的,阻碍的原因是多方面的,如工作条件恶化,或因领导者不了解该领域做出决策而导致不好的或相反的结果。早期讨论、仔细倾听以及关注所有人员的诉求,有助于目标的实现。

演示文稿或材料可能有助于解释项目变革的原因。重要目标是改善患者的预后,这有助于赢得怀疑者的支持。还有一个方法是邀请有影响力的怀疑者帮助制定决策,这可以把怀疑者变成捍卫者。同时,这也是获得支持的一个更好的途径。后勤和政策支持是必要的,你需要与这方面的参与者有良好的沟通。

6.建立实施标准

在本指南的前面,我们列出了电话心肺复苏和高质量心肺复苏的最高实施标准。当你开始一个新的项目时,让每个人都知道标准是什么,以及它们为什么重要。然后,提供培训和支持,以满足这些标准。一致的(及时的)反馈也是行动的一部分。2011年,美国心脏协会的共识论文呼吁为院外心脏骤停制定具体的标准和质量改进目标。这些目标横跨了医疗领导力、急救调度、院前急救、医院救治等各个领域。比这些目标更重要的是从国家层面提高院外心脏骤停患者生存率的实施标准。以下是城市或郊区院前急救系统的标准,为本指南开始的10个具体步骤提供了补充。

实施标准的例子:

●在目击心脏骤停并实施电话心肺复苏指导的病例中,旁观者心肺复苏率达60%

·在所有心脏骤停者中,接受电话心肺复苏的比例为50%(不包括院前急救响应中不能提供电话心肺复苏的情况);

·在90%以上的事件中,从接到电话至救护员赶到现场的时间不超过5分钟;

·在90%以上的事件中,从接到电话至急救医生赶到患者身边的时间不超过10分钟。

● 院前急救高质量心肺复苏

·提供高质量心肺复苏的实施标准;

·按压速度为100~120次/分钟;

·90%以上的按压呼吸比为10:1(或80%以上的按压呼吸比为30:2);

·胸廓完全回弹;

·心肺复苏中断时间小于10秒;

·吹气时间为1秒;

·没有过度吹气(300~400毫升空气);

·在气管插管和建立静脉通路时不中断按压。

● 医疗回顾分析

·使用除颤仪记录,提供复苏回顾分析;

·医师回顾分析所有心脏骤停事件。

● 地区生存率

·有目击者的室颤患者的出院生存率高于50%。

7.制订一个试点计划

在计划全面实施之前,考虑为该计划做一个试点。这是成功实现整个计划的良好开端。试点项目的成功可以为你的计划提供可信度,激发其他成员甚至怀疑者和反对者的积极性。试点项目可以促使每个人获得项目经验,解决试点中发现的问题以及重新调整目标和期望值。试点应该是有时限的,在评估结果和细化更大的实施计划时,应该考虑到所有的利益相关者的诉求。

8.从朋友那里得到一些帮助

要善于寻求帮助。帮助可以有多种来源,显然其中就包括全球复苏联盟。它的目的是共享项目和资源,最重要的是,为其他地区提供支持和鼓励,特别是那些知道他们的系统需要改进但不确定该怎么做或如何继续的地区。

9. 与公众和院前急救人员沟通

与政府官员和每个市民分享院前急救项目中的数据和质量改进信息是非常重要的。在本地区宣传的方式之一是通过公共论坛的新闻与公众直接沟通。它可以向每个人(机构内和公众)传递信息,让他们知道院前急救机构对待实施情况是严肃认真的。一定要向大众宣传你所取得的成就,这可以说服地区领导,相信你有好的想法,并可以为你研究未涉及的领域提供信心和资源,有助于你取得最后的成功。

10. 关怀、宣传、倡导

关怀:在美国,每年约有 4 万人从心脏骤停事件中存活下来。对于许多幸存者及其家属来说,在经历心脏骤停后,心里可能会有些担心。例如,许多幸存者接受植入式心律转复除颤仪(implantable cardioverter defibrillator, ICD),以防止未来发生致命性心律失常,他们关注哪些设施和活动是安全的。

与当地医院和其他团体合作,为患者及其家属建立心脏病幸存者俱乐部,并尽可能与幸存者家属共享各种资源。此外,对悲痛者的关怀和可提供的资源也可以与许多病逝者的家属分享。很多时候,这些家庭成员会成为提高院外心脏骤停患者生存率的社区支持者和倡导者。

幸存者通常会有记忆丧失或反应迟钝。健忘和(或)理解能力差或解决问题能力下降,导致幸存者生活压力增加,出现焦虑、愤怒和沮丧等情绪。我们需要管理这些问题。我们要与幸存者及其家属保持联系,确保他们在当地获得所需的资源和支持,并将此作为地区生存链中的一部分。

宣传:举行聚会。邀请政府官员、公众、员工,特别是幸存者,参与聚会。让每个人都知道生存率提高了就是成功。通过这样的活动向公众公开承诺,院前急救机构会尽一切可能帮助心脏骤停患者。

倡导：幸存者在教育公众面对突发心脏骤停方面发挥了不可或缺的作用。分享幸存者的故事可以有力地影响院前急救机构和医院，可以鼓励公众学习心肺复苏并在公共场所安置 AED。通过对幸存者进行媒体采访，可以提高公众对公共医疗卫生的关注。

幸存者还可以积极倡导地方、州和国家各级层面的政策变化。例如，许多国家已通过立法，强制或建议在初中和高中进行心肺复苏和 AED 培训。

国家突发心脏骤停幸存者关怀、宣传和倡导的资源包括：
- 心脏救护项目资源：LifeAfterSCA.org
- http://www.heartrescuproject.com/survivors/index.htm
- 心脏骤停协会（SCAA）：www.suddencardiacarrest.org
- 心脏骤停基金（SCAF）：www.sca-aware.org
- The Mended Hears, Inc.：www.mendedhearts.org
- 父母心脏看护（PHW）：www.parentheartwatch.org
- 突发心律失常死亡综合征（SADS）：www.sads.org
- 肥厚型心肌病协会（HCMA）：www.4hcm.org

实例 28：欠发达地区急救体系如何适应 10 个步骤以提高生存率

在发达地区的急救系统中，推荐 10 个步骤以提高院外心脏骤停患者生存率。对于欠发达地区急救体系来说，实施这些计划可能具有挑战性。

2017 年 8 月 1—2 日，在新加坡举行了一次共识会议，探讨欠发达地区急救体系所面临的困难并确定所需的先决条件。会议制定了发展急救体系、增强其应急响应能力的框架。来自 26 个国家的 74 名参与者（包括急救中心主任、医生和学者）分成六个小组，有五个小组审查了与社区、调度、急救及医院有关的生存链，另有一个小组关注围产期复苏。

将每个组的答案和讨论要点都归类到一张表格中，这个表格改编自世界卫生组织急救服务的框架。之后，它被用来构建以生存链为骨架的改良生存率框架。然后，推导出 11 个关键点来描述实现全球复苏联盟 10 个步骤的先决条件。参与者最终对这 11 个关键点以及全球复苏联盟 10 个步骤的重要性和可行性进行投票，以确定行动步骤的优先级。

这次会议产生的科学报告发布在全球复苏联盟网站上。

第五部分 结 论

目前,院外心脏骤停患者的生存率低得令人无法接受,并且地区之间还存在着巨大的差异。我们呼吁建立全球复苏联盟,以便在全球推广西雅图-金县复苏学院模式。这样,全球复苏联盟将促进最佳实践,并为各地提供帮助,以提高院外心脏骤停患者生存率。

我们深信,各地的院前急救负责人可以获得知识、技能、工具和动力,并在当地实现最佳实践。

全球复苏联盟还将帮助培训和激励各地区的领导层,为各地区领导提供资源和培训材料,为各地区提供复苏联盟系统。从某些方面来说,全球复苏联盟是改善地方一级复苏的催化剂。院前急救系统若实现本书中所描述的这些步骤,那么心脏骤停患者的生存率将得以显著提高。希望所有的地区都能这样做。

第六部分　附　录

　　最近的国家和国际报告提出了提高心脏骤停患者生存率和实施质量计划的要求。这些综合报告来自医学院、欧洲复苏委员会和国际复苏委员会、苏格兰政府。这三份报告都发表于2015年,并且都呼吁建立全球复苏联盟(图36)。

　　三份报告的摘要如下。

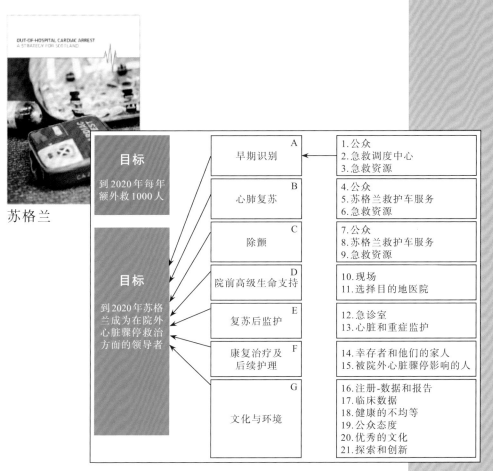

目标 到2020年每年额外救1000人		A 早期识别		1.公众 2.急救调度中心 3.急救资源

苏格兰

	B 心肺复苏	4.公众 5.苏格兰救护车服务 6.急救资源
	C 除颤	7.公众 8.苏格兰救护车服务 9.急救资源
目标 到2020年苏格兰成为在院外心脏骤停救治方面的领导者	D 院前高级生命支持	10.现场 11.选择目的地医院
	E 复苏后监护	12.急诊室 13.心脏和重症监护
	F 康复治疗及后续护理	14.幸存者和他们的家人 15.被院外心脏骤停影响的人
	G 文化与环境	16.注册-数据和报告 17.临床数据 18.健康的不均等 19.公众态度 20.优秀的文化 21.探索和创新

图36　我们的目标

院外心脏骤停国际战略及利益相关者之间的合作与发展（2015）

该战略的目标是：要在5年内将全国院外心脏骤停患者生存率提高10%，这意味着每年要比上一年多挽救300多人的生命。从2015年开始启动改进方案，到2020年可以多挽救1000多人的生命。该战略的另一个目标是，到2020年为50万人提供心肺复苏技能培训，增加旁观者心肺复苏率，为提高心脏骤停患者的生存率奠定基础。在院前，旁观者及时对心脏骤停患者进行心肺复苏，可以使患者生存的可能性提高2～3倍。

关于心脏骤停的美国医学研究院报告

美国医学研究院（US Institute of Medicine）于2015年6月发布了《提高院外心脏骤停患者生存率的对策》（*Strategies to Improve Cardiac Arrest Survival*），该报告也支持社区心肺复苏的最佳实践。美国联邦政府第一次以如此正式和认可的方式颁布这份详细的报告（图37）。

该报告的核心是8项建议：

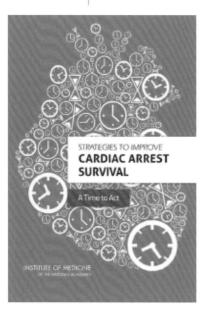

·建立国家心脏骤停注册登记处；
·通过增强公众意识和加强培训形成行动的文化；
·加强院前急救系统的能力和执行力；
·制定国家认可的医院心脏骤停有关的标准；
·采用持续的质量改进计划；
·加速对心脏骤停病理生理学、新疗法和转化科学的研究；
·加速对心脏骤停治疗的应用和评价；
·开展国家级心脏骤停救治协作。

然而，这些理念更多的是理论性和概念性的。许多医学会建议直接采用本书中提

图37　美国医学研究院报告封面

供的10个步骤来提高心脏骤停患者的生存率。

国际复苏联络委员会（International Liaison Committee on Resuscitation, ILCOR）成立于1992年，为全球交流和研究心脏骤停复苏提供了一个平台。基于国际复苏联络委员会关于科学与治疗的综述和共识，各地复苏委员会制定各自的指导方针，作为培训和实施的基础。

2015年10月15日，美国心脏协会、欧洲复苏委员会共同发表了新的心肺复苏指南。

2015年发表的《复苏》杂志，支持本书中的提高地区院外心脏骤停患者生存率的10个步骤，并且认为这10个步骤走在科学的最前沿。

2015年欧洲复苏委员会复苏指南执行概要（出自《复苏》杂志10月第15期），说明本书中建议的10个步骤与最新学术研究的一致性。

摘自 Journal Resuscitation（2015年10月15日）

自2010年以来指南的变化摘要
成人基本生命支持和自动体外除颤

·2015年欧洲复苏委员会指南强调了急救中心调度员与提供心肺复苏的旁观者和及时部署AED之间相互作用的重要性。有效的协调会将这些因素结合在一起，这是提高院外心脏骤停患者生存率的关键（图38）。

·急救中心调度员在心脏骤停的早期诊断中发挥着重要的作用，包括调度员辅助心肺复苏（也称电话心肺复苏）以及AED的定位和发送。

·受过训练和有能力的旁观者应

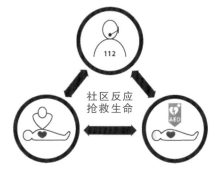

图38　急救调度员、旁观者心肺复苏、及时除颤三者结合是提高院外心脏骤停患者生存率的关键

迅速评估患者情况以做出判断，如果患者无反应且呼吸不正常，则应立即呼叫急救系统。

·无反应且无正常呼吸的患者为心脏骤停患者，需要立即心肺复苏。对于任何出现抽搐发作的患者，旁观者和急救中心调度员应怀疑其发生了心脏骤停，应仔细评估其呼吸状态。

·施救者应立即对院外心脏骤停患者实施胸外按压，如施救者有能力，应对患者同时进行胸外按压和人工呼吸。只进行胸外按压与标准心肺复苏的效果并不相同。

·高质量心肺复苏对于改善患者结局仍然是至关重要的。按压深度和速率的指导方案没有改变。心肺复苏术者应确保胸外按压深度足够（按压深度为至少5厘米但不超过6厘米），并以100~120次/分钟的频率进行。每次按压后，胸廓应完全回弹，并最大限度地减少按压中断。当给予人工呼吸时，大约需要1秒钟将胸腔充气，确保胸部明显上抬。胸外按压与通气的比例仍然为30：2。为提供通气而中断按压的时间不应超过10秒。

·在心脏骤停3~5分钟内除颤，可以使心脏骤停患者的生存率高达50%~70%。通过使用公用和现场AED可以实现早期除颤。在市民密度较高的公共场所，应积极实施公众启动除颤计划。

国际复苏联络委员会

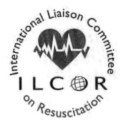

图40　国际复苏联络委员会图标

国际复苏联络委员会是一个全球性的组织（图40），由来自世界各地的7大复苏委员会组成。国际复苏联络委员会成立于1992年，旨在为各地的复苏组织之间相互联系和分享科研成果提供平台，这些复苏组织的共同愿景是通过复苏挽救更多生命。

国际复苏联络委员会通过以下方式追求其愿景

·严格和持续地回顾复苏、心脏骤停、急救的相关科学文献、相关教育、实施策略和急救系统。

·定期、持续地发表治疗相关建议和共识。

·与他人合作促进知识传播和交流,提供有效的教育和培训,实施和分享值得信赖的证据——复苏实践。

·通过指导和培养下一代来提高能力。

·领导国际复苏研究议程,以弥补知识差距,并促进与复苏相关的急救实践。

·鼓励患者、家属和公众作为我们活动的合作伙伴。

·监测和报告发病率、救治过程及结果,以改善患者救治情况。

·为发挥全球性的影响奠定基础。

自成立以来,国际复苏联络委员会每隔5~6年就相关科学和治疗建议达成共识,第五版于2015年10月公布(图39)。此外,它还制定了相关声明,包括教育、目标温度管理、除颤、AED使用以及心脏骤停注册登记处的标准化报告(乌斯坦因标准报告指南)。

国际复苏联络委员会很乐意与全球复苏学院合作,推动实施2015年科学与治疗建议共识中强调的最佳证据,并在下文进行总结(表5)。

Gavin Perkins, Vinay Nadkarni, ILCOR联合主席

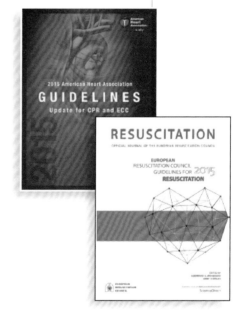

图39 国际复苏联络委员会每5年发布复苏共识

国际复苏联络委员会成员:美国心脏协会(American Heart Association,AHA),欧洲复苏委员会(European Resuscitation Council,ERC),加拿大心脏和脑卒中基金会(Heart and Stroke Foundation of Canada,HSFC),澳大利亚和新西兰复苏委员会(Australian and New Zealand

Committee on Resuscitation，ANZCOR），南部非洲复苏委员会（Resuscitation Councils of Southern Africa，RCSA）、美国心脏基金会（American Heart Foundation，IAHF）和亚洲复苏理事会（Resuscitation Council of Asia，RCA）。

表5　国际复苏联络委员会建议

改善心脏骤停患者生存率的10个步骤	建议	参考	期刊参考
建立心脏骤停注册登记系统	乌斯坦因建议报告院外心脏骤停		Resuscitation，2015，96：328-340
开展电话心肺复苏及持续培训和质量改进	我们建议调度员针对疑似院外心脏骤停的成人（强烈推荐，低质量证据），向呼叫者提供胸外按压心肺复苏指导	调度员指导（BLS 359）	Resuscitation，2015，95：e43-e69
开展高质量心肺复苏及持续培训和质量改进	我们继续高度重视提供高质量心肺复苏的重要性	早期的高质量心肺复苏	Resuscitation，2015，95：e43-e69
用除颤仪对专业人员心肺复苏进行记录	我们建议在成人和儿童心脏骤停抢救后，对抢救过程进行以数据为基础、以评价抢救质量为目标的复盘	复苏表现的汇报（EIT 645）	Resuscitation，2015，95：e203-e224
应用智能技术推广心肺复苏和公众除颤项目	我们建议那些接近疑似院外心脏骤停患者的人有能力或者在多媒体指导下进行心肺复苏	社交媒体技术（EIT 878）	Resuscitation，2015，95：e203-e224
在学校与社区进行强制性心肺复苏和AED培训	孩子拯救生命：在全球范围内为在校学生提供心肺复苏培训	世界卫生组织发言	Resuscitation，2015，94：A5-7
努力实现问责制——向政府提交年度报告	我们建议在治疗心脏骤停的组织中采取性能测量和质量改进措施（弱推荐，低质量证据）	测量复苏系统的性能（EIT 640）	Resuscitation，2015，95：e203-e224

全球复苏联盟的使命

2016年5月28—29日，在哥本哈根举行的乌斯坦因国际会议上，著名的国际组织、急救医疗服务机构和复苏领域的专家们达成一个共识——建立全球复苏联盟（图41）。

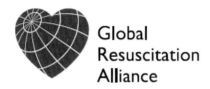

图41　全球复苏联盟图标

这个全球性的联盟着重于协作实施最佳实践，以提高心脏骤停患者的生存率。与会者致力于实现将生存率提高50%的宏伟目标。本协议在丹麦的哥本哈根签署，它是全球复苏组织多年努力的结果，是挽救更多生命的主要的和决定性的一步。

参与者支持全球复苏联盟的目标，并承诺继续开展这项重要的工作。

支持并出席国际乌斯坦因实施会议的代表

紧急医疗服务系统，救护车服务局和相关组织

北　美

西雅图：Michael Sayre / Tom Rea / Ann Doll
马里兰复苏学院：Kevin Seaman

欧　洲

哥本哈根紧急医疗服务系统（代表欧洲紧急医疗服务系统）
英国伦敦救护车服务局（急救中心）：Fionna Moore
苏格兰救护车服务局（急救中心）：James Ward / Paul Gowens

德国石勒苏益格-荷尔斯泰因大学医院急诊医学部: Jan-Thorsten Graesner

挪威斯塔万格大学医院: Eldar Søreide / Conrad Bjørshol

澳大利亚

澳大利亚维多利亚救护车服务局(急救中心): Tony Walker / Karen Smith

亚　洲

首尔紧急医疗服务系统(急救中心): Sang Do Shin

东京紧急医疗服务系统(急救中心): Hideharu Tanaka

新加坡紧急医疗服务系统(急救中心): Marcus Ong / Ng Yih Yng

印度GVK应急管理和研究所: Ramana Rao

复苏学院

西雅图复苏学院: Ann Doll

首尔复苏学院: Sang Do Shin

新加坡复苏学院: Marcus Ong / Ng Yih Yng

东京复苏学院: Hideharu Tanaka

欧洲复苏学院: Maaret Castrén

组织和基金会

挪度基金会: Tore Laerdal

美国心脏协会: John Meiners / Russell Griffin

挪威空中救护基金会: Hans Morten Lossius / Stephen Sollid

红十字会/红新月会国际联合会: Pascal Cassan

卡塔尔哈马德医疗公司哈马德国际培训中心: Khalid Abdulnoor Saifeldeen

泛亚洲复苏结果研究临床研究组: Marcus Ong

欧洲心脏骤停注册登记处:Jan-Thorsten Graesner
挪威心脏骤停注册登记处:Jo Kramer-Johansen
苏格兰爱丁堡复苏研究组:Paul Gowens / Gareth Clegg
欧洲复苏委员会:Maaret Castrén
国际复苏联络委员会:Judith Finn

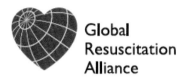

Publication of this report was made possible
by a grant from the Laerdal Foundation